SCHIZOPHRÉNIE ET GÉNÉTIQUE

Boris Chaumette

SCHIZOPHRÉNIE ET GÉNÉTIQUE

Un ADN de la folie ?

humenSciences

ISBN : 979-1-0403-0097-7

Dépôt légal : janvier 2024

170 bis, boulevard du Montparnasse, 75014 Paris
Tél. : 01 55 42 84 00
www.humensciences.com

SOMMAIRE

AVANT-PROPOS

Pour ceux qui la vivent, c'est une souffrance. Pour l'entourage, c'est un drame incompréhensible. Pour la société, c'est un risque dont il faudrait se prémunir, éventuellement par des mesures coercitives. En psychiatrie, peu de mots évoquent autant de fantasmes que celui de « schizophrénie ». Schizo-phrénie : étymologiquement, « esprit fragmenté ». Un mot chargé d'incompréhension, d'idées reçues, de stigmatisation. Un mot qui désigne un trouble psychiatrique d'autant plus invalidant qu'il survient chez des jeunes hommes et des jeunes femmes, les privant de l'insouciance de leur âge et affectant durablement leurs capacités cognitives, leur autonomie et jusqu'à leurs relations sociales. Un trouble méconnu, bien que fréquent puisqu'il touche près d'1 personne sur 100 dans le monde.

Et pourtant, un trouble que les avancées scientifiques de ces dernières années permettent de mieux définir, de mieux expliquer. À travers le prisme de la génétique, cette science toute jeune, en perpétuel renouvellement, il est désormais possible d'appréhender les mécanismes qui sous-tendent l'apparition de la schizophrénie. En trois quarts de siècle, nous sommes passés de la découverte d'une molécule en double hélice, l'ADN, à la possibilité d'étudier simultanément ses millions de variations. Cet effort a conduit à des résultats majeurs dans la compréhension de notre psychisme, dont nous savons désormais qu'il n'échappe pas aux lois de la génétique. Et d'ailleurs, pourquoi la schizophrénie, maladie multifactorielle, hautement génétique, se comporterait-elle différemment des autres maladies qui affectent notre espèce ?

Pour les personnes confrontées à une maladie, expliquer les mécanismes est déjà un élément de soulagement. En levant le voile sur les origines du trouble, on déculpabilise le patient mais aussi l'entourage. On peut espérer prédire, voire prévenir. On peut tenter d'améliorer les soins ou de développer de nouvelles approches thérapeutiques. Bref, on apporte l'espoir. Un espoir raisonnable, mais un espoir tout de même. Et peut-être change-t-on aussi le regard de la société, souvent plus prompte à stigmatiser qu'à compatir.

Ce livre a pour objectif de faire le point sur nos connaissances scientifiques autour de la génétique de la schizophrénie. Il exposera les arguments démontrant le poids de la génétique dans cette maladie, malgré les croyances et les réticences. Il vous fera voyager dans notre code génétique, vers la découverte des variations détectables par les méthodes modernes et à la recherche d'un « ADN de la folie ». Ce livre s'appliquera également à montrer comment les connaissances nouvellement acquises peuvent, dès aujourd'hui, être utilisées en pratique clinique. Après tout, il est à l'image de la science qui n'hésite plus à sortir des laboratoires pour transformer la médecine. À condition que les règles éthiques soient respectées, ce qui est toujours un défi quand la recherche va plus vite que ce que la société est prête à assumer.

1

LA SCHIZOPHRÉNIE, C'EST DANS LA TÊTE

Une histoire des fantasmes

S'il est une maladie psychiatrique qui fascine l'opinion, c'est bien la schizophrénie. Renvoyant à l'image de la folie, de la perte de contrôle, voire de la dislocation de l'esprit, cette maladie reste méconnue, mal comprise, fantasmée. Quand l'incompréhension fait peur, elle ouvre la voie à des explications simplistes. La tendance à blâmer le malade pour sa présupposée responsabilité semble être un processus récurrent, permettant de se détacher de l'empathie que nous devrions éprouver devant la souffrance. Finalement, en accusant l'autre, nous nous rassurons. Si la maladie mentale concerne les « faibles d'esprit », nous, qui sommes forts, ne risquons rien. Si la schizophrénie est liée à une mauvaise éducation, alors mes enfants, pour qui j'ai été un parent dévoué, seront épargnés. Or, la schizophrénie peut concerner tout le monde, indistinctement de l'éducation reçue ou d'une hypothétique « force mentale ».

La schizophrénie est ubiquitaire. Elle sévit sur tous les continents et concerne près de 1 % de la population. L'Organisation mondiale de la santé (OMS) estime qu'il s'agit de l'une des dix causes majeures d'invalidité dans le monde. Lourdement handicapante, elle conduit 5 % des personnes atteintes à se suicider[1] et l'espérance de vie des patients est réduite de vingt ans par rapport à la population générale[2]. Seulement 10 à 20 % des patients atteints de schizophrénie pourront exercer un travail[3] et 20 % finiront sans-abri[4]. Le retentissement social et professionnel est d'autant plus important que la schizophrénie survient à l'adolescence ou au début de l'âge adulte, en pleine période de construction sociale, émotionnelle et professionnelle. Alors que les actes violents ne concernent qu'une minorité de ces patients, l'accent médiatique est mis sur cet aspect à chaque nouveau fait divers, stigmatisant les malades et les mettant au ban d'une société qui cherche plus souvent à les exclure qu'à tenter de les comprendre.

L'incompréhension vis-à-vis de cette maladie n'est pas nouvelle. Elle concerne toutes les cultures et toutes les époques. D'un point de vue historique, la folie était une catégorie dans laquelle on classait les personnes considérées comme déviantes par rapport aux normes morales et économiques de la société. Au Moyen Âge déjà, notre société européenne considérait le malade mental comme une victime du Démon. Ne le qualifiait-on pas d'ailleurs de « possédé » ? Il fallut l'audace du docteur Philippe Pinel et du surveillant Jean-Baptiste Pussin, à l'hôpital Bicêtre puis à la Salpêtrière, pour défaire les chaînes des aliénés à la fin du XVIIIe siècle. Sous d'autres auspices, les personnes atteintes de schizophrénie sont encore parfois considérées comme envoûtées et enchaînées dans des « camps de prière », recevant les soins prodigués par des tradipraticiens, et attendant que « Dieu décide de la date de sortie[5] ». Si nos connaissances scientifiques permettent de porter un nouveau regard sur la schizophrénie, les préjugés ont la vie longue.

Dès l'Antiquité, de nombreuses tentatives d'explication ont été émises pour appréhender les troubles mentaux. La plus connue reposait sur l'équilibre naturel entre quatre humeurs : bile, sang, flegme ou lymphe, atrabile ou bile noire[6]. L'agitation était ainsi reliée à la frénésie, c'est-à-dire un mélange de sang et de bile qui conduirait à enflammer le cerveau. En revanche, lorsque le cerveau était atteint par le flegme, le patient souffrait d'une « frénésie froide », c'est-à-dire d'une léthargie, d'un caractère « lymphatique ». Le mélange entre bile et atrabile conduisait à un état maniaque décrit comme une désorganisation comportementale et émotionnelle empreinte d'hyperactivité et d'hallucinations. À l'inverse, l'atrabile entraînait une tristesse mélancolique. La théorie des humeurs a disparu mais les termes de « manie » et de « mélancolie » demeurent, intégrés aujourd'hui dans le trouble bipolaire. Bien entendu, les traitements proposés étaient cohérents avec les hypothèses explicatives : des saignées étaient pratiquées pour rétablir l'équilibre des humeurs, avec une efficacité toute relative...

Ce n'est qu'au début du XXe siècle qu'une nouvelle approche des troubles psychiatriques a émergé. En 1908, le psychiatre suisse Eugen Bleuler propose le terme de « schizophrénie[7] » pour remplacer celui de « démence précoce » que son confrère allemand Emil Kraepelin avait donné à l'observation de jeunes patients sévèrement atteints sur le plan cognitif. En effet, Bleuler constate que le déclin cognitif est inconstant parmi les patients et refuse cette terrible appellation. Il préfère mettre l'accent sur la rupture du fonctionnement psychique. Il est intéressant de constater que, dès ces prémices, des hypothèses sur l'origine organique du trouble sont émises[8]. Bleuler évoque même l'idée que « l'hérédité doit bien jouer un rôle dans l'étiologie de la schizophrénie ». Faute de démonstration, ces hypothèses seront temporairement mises à distance. L'époque n'est pas encore mûre pour accepter l'importance de la biologie dans le psychisme humain.

À cette période, les explications psychologisantes ont la part belle. Sigmund Freud, médecin viennois, développe la psychanalyse. Héritier du déterminisme, il propose que nos symptômes psychiques ne surviennent pas par hasard mais sont le produit de l'inconscient. L'inconscient contient une partie de la vie intérieure du sujet, inaccessible à sa conscience. Le retour du refoulé conduit à la résurgence de nos pensées et émotions sous forme de symptômes comme les lapsus ou les actes manqués. Cette théorie lui permet d'expliciter les concepts de névrose et de psychose qui seraient deux modes différents de gestion de nos symptômes par des conflits psychiques latents. Le concept de névrose ne résistera pas au temps et, si le terme de psychose est encore usité, il est aujourd'hui à prendre dans une acceptation différente. Il désigne moins une structure psychique qu'un ensemble de maladies dont la schizophrénie fait partie.

De manière surprenante, les premières inclinaisons du père de la psychanalyse étaient très biologiques. Dès 1878, sous la direction d'Ernst Brücke à l'institut de Physiologie, Freud publie un mémoire comprenant des dessins du système nerveux de la lamproie. Il tente d'ailleurs d'établir des ponts entre la psychanalyse émergente et la neurobiologie, postulant l'existence de neurones particuliers qui inhiberaient la transmission électrique. Et il n'hésite pas à écrire dans son ouvrage *Au-delà du principe de plaisir* publié en 1920, la prophétie suivante : « La biologie est vraiment un domaine aux possibilités illimitées : nous devons nous attendre à recevoir d'elle les lumières les plus surprenantes et nous ne pouvons pas deviner quelles réponses elle donnerait dans quelques décennies aux questions que nous lui posons. Il s'agira peut-être de réponses telles qu'elles feront s'écrouler tout l'édifice artificiel de nos hypothèses. » Plus d'un siècle après, nous devons reconnaître le rôle visionnaire de Freud, dans un registre où nous ne l'attendions pas.

Entre-temps, l'exigence de preuves a évolué. Il est aisé de créer des théories. Il l'est moins de soupeser leur validité par les méthodes scientifiques modernes. Pourtant, le passage des hypothèses à travers le crible de la biologie est essentiel pour améliorer notre compréhension de la schizophrénie et, *in fine*, améliorer les soins proposés.

Une question de nomenclature

La conception moderne de la schizophrénie repose sur une définition athéorique, c'est-à-dire non rattachée à un modèle explicatif. Cette évolution vers des approches purement descriptives suit le chemin pris par la psychiatrie au cours du XXe siècle. Pour s'émanciper des courants de pensée proposant des hypothèses non validées et non partagées par l'ensemble de la communauté, l'option a été prise de décrire les troubles mentaux sans idéologie. Désormais, un diagnostic repose sur une liste de symptômes parfois regroupés en syndromes.

Dès 1949, l'OMS dans sa sixième révision du manuel de la Classification internationale des maladies (CIM) inclut une section dédiée aux troubles mentaux. Dès lors, la psychiatrie est pleinement intégrée dans le champ de la médecine. Trois années plus tard, l'Association américaine de psychiatrie donne naissance au *Manuel diagnostique et statistique des troubles mentaux* (le fameux *DSM* en anglais – *Diagnostic and Statistical Manual*) à partir des statistiques collectées depuis des hôpitaux psychiatriques et en s'appuyant sur un manuel militaire. Les première et deuxième éditions restent influencées par la psychanalyse, reprenant les termes de psychose et de névrose. Mais, en 1980, sous l'impulsion du psychiatre américain Robert Spitzer, la troisième version du manuel est totalement refondue et se donne pour ambition de décrire les syndromes psychiatriques de manière empirique, athéorique et unificatrice. L'observation des symptômes du patient, sans idée préconçue, devient la norme. Dans l'introduction, Spitzer précise son idée selon laquelle « les données sont la base obligatoire de la compréhension des troubles mentaux ». L'appellation « trouble » est préférée à celle de « maladie » car elle ne présuppose pas la connaissance des causes. De plus, les troubles psychiatriques sont pensés à la manière des pathologies somatiques, en abandonnant tout dualisme corps/esprit.

Si ces classifications internationales ont l'ambition de présenter des troubles ne reposant sur aucun présupposé mais plutôt sur le regroupement de symptômes fréquemment observés ensemble, on peut leur reprocher certains écueils et notamment d'avoir sacrifié la validité à la fiabilité. La validité supposerait un outil externe permettant de confirmer que nous sommes en présence d'une même entité. Un peu comme lorsque l'on classe les animaux en vertébrés et invertébrés suivant qu'ils ont ou non une colonne vertébrale. Le psychiatre français Henri Ey était opposé à l'abandon de la validité, dénonçant dans son *Manuel de psychiatrie* un « pot-pourri inextricable d'items [...] un labyrinthe bien plus propre à fausser les problèmes qu'à les résoudre[9] ». Il ne se voyait pas classer les maladies sans avoir une « idée directrice ». Le psychanalyste français Jean-François Coudurier refuse l'assimilation entre validité et fiabilité et explique que « la construction du *DSM* s'est faite non pas autour de la cohérence interne des entités nosographiques décrites, susceptibles de dégager de ce fait même un noyau constant, dont on pourrait supposer qu'il est organisateur de la pathologie, mais autour de la concordance entre des diagnostics entre des cliniciens[10] ».

Une autre façon de procéder est-elle possible ? Force est de constater que, pour l'instant, nous n'avons pas de moyens permettant de valider de l'extérieur les maladies psychiatriques. Comment le praticien peut-il établir des entités autrement qu'en partant des symptômes psychiatriques rapportés par le patient ? Pour classer des fractures, les critères radiologiques sont pertinents. Rien de tel en psychiatrie pour l'instant. Peut-être l'imagerie cérébrale et la génétique pourront-elles servir à l'avenir pour constituer des sous-groupes, mais le chemin est encore long. En l'absence de validateur externe, nous n'avons actuellement d'autre choix que de recourir à la fiabilité. Selon ce principe, une entité est considérée comme existante si plusieurs experts lui attribuent la même nomenclature. Le coefficient Kappa de Cohen mesure la relation entre le degré de concordance réellement atteint et le degré de concordance lié au hasard. En résumé, plus ce coefficient se rapproche de 1, et plus les médecins seront d'accord entre eux sur le diagnostic. Il faut reconnaître que le travail de nomenclature a permis une certaine harmonisation des pratiques. Le coefficient Kappa est de 0,8 dans la schizophrénie, ce qui traduit un taux de concordance élevé[11]. Ainsi, lorsque deux psychiatres, à deux endroits différents de la planète, voient le même patient avec des symptômes évocateurs, il y a de fortes chances qu'ils le diagnostiquent tous les deux comme ayant une schizophrénie. Cela est rendu possible parce qu'ils parlent le même langage et qu'ils observent les mêmes symptômes convergents, non parce qu'ils ont un test biologique sous la main ou une théorie spécifique en tête.

Les différents visages de la schizophrénie

La schizophrénie est donc uniquement définie par des critères diagnostiques. Selon la dernière version du *DSM*, le diagnostic nécessite la présence d'au moins deux des symptômes suivants (dont au moins un parmi les trois premiers) : idées délirantes, hallucinations, discours désorganisé, comportement désorganisé ou catatonique et symptômes négatifs.

Délires et hallucinations correspondent aux symptômes positifs, c'est-à-dire qu'ils viennent en plus d'un comportement dit normal. Ce sont des productions de l'esprit qui se rajoutent au fonctionnement habituel. Ils sont aussi qualifiés de symptômes psychotiques, qui conduisent l'individu à quitter la réalité. Un délire consiste à développer une pensée qui ne correspond pas à la vérité (*delirare* signifie, en latin, « s'écarter du sillon »). Le plus souvent, il s'agit d'un sentiment de persécution : le patient imagine que ses proches fomentent un complot contre lui, qu'ils empoisonnent sa nourriture, qu'ils le surveillent. Mais d'autres thématiques peuvent être décrites, comme des idées de grandeur, des délires mystiques, l'impression que le monde a un sens caché et que tous les signaux sont un code à déchiffrer… Dans la schizophrénie, le délire est généralement multiple, sans cohérence pour les personnes extérieures. Pour distinguer le délire d'une simple croyance, il faut considérer le niveau de partage de cette pensée déviante. Au risque, sinon, de qualifier de délire toute pensée novatrice, toute idée complotiste ou même toute idée minoritaire. Ainsi, on considère généralement qu'une idée partagée par une communauté ne peut pas être qualifiée de délire : croire à la vie éternelle ou à la réincarnation n'est pas un symptôme mais relève du domaine de la religion. Une objection à cette distinction correspond aux rares cas de folie à plusieurs où des individus proches développent et auto-entretiennent des idées fausses. La définition d'un délire nécessite donc de considérer l'entourage et l'insertion du patient dans la société.

Les autres symptômes psychotiques sont constitués par les hallucinations, définies comme des perceptions sensorielles sans objet à percevoir. Elles sont le plus souvent auditives, pareilles à des voix, qui peuvent ressembler à celle d'une personne spécifique ou d'un inconnu. Ces voix peuvent commenter les pensées de l'individu, l'insulter, parler entre elles. Le patient les décrit dans ses oreilles ou à l'intérieur de sa tête. Les hallucinations visuelles sont plus rares et, lorsqu'elles sont prépondérantes par rapport aux hallucinations auditives, on considère généralement qu'il faut chercher une autre cause que la schizophrénie. Les autres sens peuvent être affectés avec des hallucinations gustatives, olfactives ou liées au toucher. Parfois, l'ensemble des sens est concerné, donnant des hallucinations à tous les modes. L'intensité est variable et les symptômes psychotiques peuvent être fugaces ou prolongés, à peine perceptibles ou, au contraire, envahir l'individu.

Les symptômes dits « négatifs » regroupent l'apathie, la perte de motivation, le retrait social, l'émoussement émotionnel. Ils viennent se soustraire au comportement habituel d'un individu. Celui-ci apparaît comme peu réactif à son environnement, isolé socialement, parlant peu, incapable d'exprimer du plaisir ou de le ressentir. Ils surviennent généralement plus tard dans le développement de la maladie et grèvent le pronostic, d'autant plus qu'ils sont difficiles à traiter.

Un troisième type de symptômes correspond à la désorganisation. Penser une chose et dire l'inverse. Éprouver un sentiment et en exprimer un autre. Vouloir se déplacer dans une direction et rester bloqué sur place. Le raisonnement est lent, impossible à suivre, incohérent. Le fil des pensées ralentit puis s'arrête avant de redémarrer sur un autre sujet, occasionnant des digressions. Difficile de se représenter mentalement toutes les facettes de cette désorganisation lorsqu'on ne l'a pas vécue. De l'extérieur, on perçoit une étrangeté. Dans la forme extrême, le patient peut présenter une rigidité musculaire, demeurer immobile pendant de longues minutes dans des positions inconfortables, le regard fixe, répétant parfois les paroles de son locuteur ou bredouillant des mots incompréhensibles avant de s'animer de nouveau, parfois jusqu'à une agitation physique sans but. Cette phase, appelée « catatonie », montre toute l'étendue de la désorganisation qui peut concerner la motricité, la fluidité de la pensée et le ressenti émotionnel.

La schizophrénie peut associer ces différents symptômes de multiples façons, créant autant de sous-types : schizophrénie paranoïde lorsque les symptômes positifs dominent, schizophrénie hébéphrénique lorsque les symptômes négatifs sont au premier plan, schizophrénie désorganisée, voire catatonique. Cette hétérogénéité conduit à regrouper sous le même terme des présentations qui sont totalement différentes. On parle d'ailleurs volontiers des schizophrénies, au pluriel, ou de spectre schizophrénique.

À cette triade symptomatique s'ajoutent généralement des troubles cognitifs. Ces difficultés sont très variables et inconstantes, pouvant affecter la quasi-totalité des facultés intellectuelles, notamment la mémoire et la concentration. Les fonctions exécutives telles que la planification des actions ou la flexibilité mentale sont également concernées : il devient très ardu d'organiser une succession de tâches pour atteindre un but ou de remplacer une stratégie qui a échoué par une autre. La cognition sociale peut aussi être altérée, qu'il s'agisse de la reconnaissance des émotions d'autrui ou de phénomènes plus complexes comme l'attribution d'états mentaux ou l'intersubjectivité. En tant qu'animal social, nous devons en permanence décoder les signaux sociaux, nous mettre à la place de notre locuteur, comprendre son raisonnement, imaginer ses émotions. Autant de tâches qui permettent l'intégration dans la société mais qui sont troublées dans la schizophrénie. Le fait qu'un individu atteint ne décode pas les signaux sociaux peut même renforcer son délire de persécution : la blague est-elle dirigée contre moi ? Pourquoi ce passant semble-t-il me regarder avec insistance ?

En outre, pour que le diagnostic soit retenu, il faut que ces symptômes soient chroniques, ce qui est défini par une présence de plus de six mois. On tolère que les symptômes soient plus brefs si c'est le traitement qui a permis de raccourcir leur durée. Un autre critère est l'importance du retentissement des symptômes sur le fonctionnement de la personne. Par exemple, un patient qui entendrait des voix de manière isolée sans autre symptôme, ni répercussion sur son travail, ses relations sociales ou sa vie quotidienne, ne correspond pas à la définition. On voit également que le dédoublement de la personnalité, représentation populaire fréquente et utilisée abusivement dans les médias, n'a rien à voir avec la schizophrénie.

Enfin, des diagnostics différentiels doivent avoir été éliminés. Pour parler de schizophrénie, il faut que les symptômes ne soient pas mieux expliqués par une autre maladie. Si les symptômes, même psychotiques, surviennent uniquement lors de changement d'humeur, on préférera le diagnostic de trouble bipolaire. Des formes frontières entre schizophrénie et trouble bipolaire existent. Elles sont appelées « troubles schizo-affectifs » ou « schizophrénie dysthymique » et illustrent les limites de nos classifications. Il convient également de ne retenir le diagnostic de schizophrénie qu'après avoir éliminé une cause non psychiatrique. Mais les maladies donnant des symptômes psychiatriques sont légion : infections, maladies auto-immunes, atteintes neurométaboliques, intoxications... Elles peuvent aussi se manifester très tardivement après le début des symptômes, ce qui rend le lien difficile à établir. Le fait que la schizophrénie soit diagnostiquée par élimination d'une cause organique pose un problème de définition. La psychiatrie biologique vise justement à établir les bases organiques des troubles psychiatriques. Comme un nombre conséquent de patients avec schizophrénie sont porteurs d'anomalies génétiques, doit-on requalifier systématiquement leur diagnostic ? Ce questionnement ne semble finalement qu'apporter de la confusion. Confusion préjudiciable pour expliquer le diagnostic au patient et à sa famille, d'autant plus qu'elle peut renforcer le déni des troubles alors que la conscience très partielle des troubles est justement un symptôme de la schizophrénie.

L'essor de la médecine biologique

Plutôt que de débattre sur des définitions, ne serait-il pas plus utile de recourir à différents niveaux de nomenclature ? Les neurologues distinguent depuis longtemps diagnostic syndromique, diagnostic topologique et diagnostic étiologique. Dans le cas d'un accident vasculaire cérébral, le diagnostic syndromique correspond par exemple à une perte de motricité de la moitié du corps. Le diagnostic topographique va s'attacher à déterminer quelle zone cérébrale est atteinte : si c'est la motricité de l'hémicorps droit, la lésion cérébrale sera à rechercher au niveau frontal gauche. Enfin, le diagnostic étiologique va devoir déterminer la cause : l'accident vasculaire est-il lié à un caillot dans une artère ou à un saignement ? Et cette information conditionnera le type de traitement : déboucher l'artère en urgence ou tenter de juguler l'hémorragie. La psychiatrie pourrait s'inspirer de cette vision moderne : reconnaître que la schizophrénie est un diagnostic syndromique tout en permettant un autre niveau d'analyse, celui du diagnostic étiologique. Bizarrement, cela n'a pas encore été proposé dans nos classifications. Alors que nous nous occupons du même organe, sommes-nous si éloignés de la neurologie ? Il serait temps de développer une psychiatrie moderne, admettant que les troubles psychiques ont une origine cérébrale. Notre cerveau est un organe, dans un corps, et non un esprit flottant au-dessus de nous.

Notre conception de la schizophrénie demeure primitive. En faisant le parallèle avec la prise en charge d'une fièvre, nous pouvons constater à quel point les progrès de la médecine se font attendre dans le domaine psychiatrique. La fièvre, autrefois considérée comme une dérégulation des humeurs, était soignée par une saignée visant à diminuer la quantité de sang, supposé être le liquide responsable de l'excès de chaleur. Le remède était pire que le mal. Après des déboires multiples, nous avons finalement abandonné cette stratégie. L'invention du paracétamol en 1878 par le chimiste américain Harmon Northrop Morse a changé la donne. Mais, au-delà de la mise au point de ce traitement symptomatique, la véritable avancée vient aussi de la compréhension de l'origine de la fièvre. Imaginons qu'un patient se présente aux urgences avec une température de 39 °C et que seule l'approche symptomatique prévale. L'urgentiste serait contraint de traiter le symptôme par une dose de paracétamol. La fièvre diminuerait certainement et le patient rentrerait à son domicile. Mais, quelques heures plus tard, le même symptôme ressurgirait. Il faudrait donc poursuivre la prise de paracétamol. Si cette molécule s'avérait inefficace, il faudrait alors opter pour une autre molécule, par exemple des anti-inflammatoires ou des corticoïdes. Peut-être même, devant l'absence de succès, finirait-on par proposer des stratégies non médicamenteuses controversées, comme des bains tièdes ? Ainsi, une prise en charge purement symptomatique de la fièvre conduirait à essayer plusieurs séquences thérapeutiques en espérant trouver, par tâtonnement, le traitement le plus efficace. Bien sûr, chaque essai allongerait le délai avant de recevoir un traitement adéquat et exposerait le patient à des effets secondaires inutiles, voire à une aggravation de sa maladie.

Fort heureusement, dans un tel cas de figure, nous disposons de nombreux examens pour déterminer la cause et adapter le traitement. Si la fièvre est d'origine bactérienne, nous userons d'antibiotiques. Nous pouvons même réaliser des analyses en laboratoire pour déterminer l'antibiotique le mieux adapté pour combattre l'infection. Si la fièvre est d'origine virale, les antibiotiques seront inutiles mais, dans certains cas, des antiviraux peuvent être bénéfiques. Si la cause est un parasite, des molécules spécifiques sont disponibles. Dans ces trois cas infectieux, on évitera les anti-inflammatoires qui, bien que bénéfiques sur la fièvre, pourraient diminuer les défenses immunitaires. Certains traitements symptomatiques peuvent être déconseillés en fonction de la cause sous-jacente. En revanche, ceux-ci s'avéreraient pertinents en cas de fièvre liée à une maladie auto-immune. L'exemple de la fièvre montre que les progrès médicaux viennent de l'abandon des fausses croyances, de l'augmentation de l'arsenal thérapeutique et, *in fine*, de la compréhension des causes des maladies. En psychiatrie, nous n'en sommes qu'aux balbutiements ;

nous avons commencé à abandonner nos anciens concepts et nous disposons de nombreux traitements. Nos antipyrétiques s'appellent « antidépresseurs », « anxiolytiques », « thymorégulateurs » et « antipsychotiques ». Mais, à l'instar du paracétamol, ils n'ont qu'un effet symptomatique. Tant que les causes sous-jacentes demeurent inconnues et non traitées, la maladie persiste et devient chronique.

Bien sûr, malgré leurs limites, la schizophrénie nécessite des traitements médicamenteux. Dans ce trouble, il est impossible pour la personne concernée de reconnaître le caractère anormal de son délire et de ses perceptions. La conviction est totale et les explications rationnelles de l'entourage ne permettent pas de lui faire entendre raison. La pierre angulaire du traitement de la schizophrénie est l'antipsychotique. Les antipsychotiques ont diverses particularités mais leur effet principal repose sur une action antidopaminergique. Leur découverte est un exemple de sérendipité : influencés par les travaux d'Henri Laborit et voulant tester son effet anesthésique pour calmer les patients agités de l'hôpital Sainte-Anne, les psychiatres français Jean Delay et Pierre Deniker ont administré la chlorpromazine. Le résultat a été immédiat : apaisement des malades mais aussi découverte de l'effet antiproductif de cette molécule. En agissant sur la dopamine, les symptômes psychotiques diminuaient drastiquement. Cette découverte a changé durablement la psychiatrie. L'asile est devenu hôpital. Les patients, enfermés derrière de hauts murs, ont été autorisés à sortir et à retrouver la société. Mais ces traitements, malgré leur caractère révolutionnaire, n'ont pas permis de guérir la schizophrénie, seulement de stabiliser les symptômes. Nous sommes dans le même cas que l'insuline, qui stabilise le taux de sucre dans le diabète, mais ne restaure pas la fonction régulatrice du pancréas. L'anomalie cérébrale demeure, ses effets étant seulement atténués par les traitements antipsychotiques. L'arrêt du traitement symptomatique fait ressurgir les difficultés.

En outre, pour une large fraction des patients, l'amélioration symptomatique est partielle. Un tiers des patients sont résistants aux antipsychotiques. Ne disposant pas d'outils pour prédire la réponse thérapeutique, les psychiatres sont contraints d'essayer à l'aveugle un médicament, d'attendre son potentiel effet, d'ajuster la dose ou de le remplacer par un autre. La seule boussole est d'observer les effets produits sur le patient. Le psychiatre est un joueur de Mastermind qui attend qu'on lui dise s'il a trouvé la combinaison gagnante. Il n'a pas d'autre choix que de soigner selon une séquence de type essais/erreurs. Un peu comme si le médecin, confronté à la fièvre et privé de traitement curatif, devait se contenter de moduler ses prescriptions de paracétamol jusqu'à obtenir la température adéquate. Seule une meilleure compréhension des bases biologiques de la schizophrénie permettra d'adapter les prises en charge aux causes sous-jacentes.

La génétique comme modèle d'étude

Comment percer le mystère biologique d'un trouble qui semble si hétérogène, dans un organe aussi complexe que le cerveau humain ? Le réductionnisme est une stratégie qui a fait ses preuves en biologie. Cette méthode vise à expliquer le fonctionnement des organes en les décomposant en entités plus simples à étudier, à des niveaux inférieurs d'organisation, telles que les gènes ou les cellules. Bien entendu, cette stratégie ne permet pas d'aborder une maladie comme la schizophrénie de manière holistique. Les troubles psychiatriques sont inévitablement influencés par des aspects psychosociaux qui ne peuvent être appréhendés seulement par l'étude des gènes. Pour s'en convaincre, il suffit de constater que le thème d'un délire est intrinsèquement lié à la période historique : il n'y avait pas de délire autour de puces électroniques implantées dans le cerveau avant qu'on ne les invente, à la fin du XXe siècle ; le Moyen Âge était plus propice aux délires de sorcellerie que notre époque moderne. On délire toujours au sein d'une société et d'une culture, le délire n'étant qu'un miroir déformant d'une réalité localisée et datée. Mais la réduction de la schizophrénie à des modèles biologiques simples a le mérite de faciliter son étude, de tenter de la décortiquer et, éventuellement, de permettre des avancées médicales.

Ce raisonnement sous-tend la réalisation de très nombreuses études scientifiques sur la schizophrénie. Des méthodes d'imagerie cérébrale ont été conduites pour étudier la dopamine chez des patients atteints de schizophrénie. En comparant ces données à celles de personnes non atteintes, une augmentation de la production de ce neurotransmetteur a été observée chez les malades[12]. Mais ce résultat ne nous dit pas si l'anomalie dopaminergique est à l'origine de la schizophrénie, si elle est la conséquence de la maladie ou si elle est liée à d'autres facteurs qui sont eux-mêmes reliés à la maladie. Il a par exemple été proposé que la modification dopaminergique pouvait provenir d'un dysfonctionnement d'autres voies cérébrales qui expliquerait mieux la schizophrénie. Selon cette hypothèse, ce sont les voies glutamatergiques qui fonctionneraient mal et viendraient secondairement altérer le fonctionnement des neurones dopaminergiques. En ne mesurant qu'un seul paramètre, on rend certes la réalité moins complexe mais on fait fi de la globalité et on ignore la causalité.

En revanche, la génétique possède plusieurs atouts pour jouer le rôle de modèle réducteur. Alors que le niveau de dopamine cérébrale peut changer dans le temps, la molécule d'ADN est constante, donc plus facile à étudier. Les techniques modernes permettent d'étudier simultanément l'ensemble des gènes d'un individu. Enfin, la génétique est première : elle survient avant l'apparition de la maladie et ne peut donc pas être sa conséquence. Par cet aspect, elle répond à la question de l'œuf et de la poule, laissant envisager la possibilité d'établir des causalités. Mais si la génétique est prometteuse, est-on sûr qu'elle soit pertinente pour l'étude de la schizophrénie ?

2

LA GÉNÉTIQUE AU CŒUR DU CERVEAU

On entend souvent l'expression : « Il n'y a pas un gène de la schizophrénie. » Prise littéralement, cette affirmation est démontrée scientifiquement depuis longtemps mais elle contient, dans la bouche de ceux qui la prononcent, une tentative de discrédit des connaissances scientifiques. Il faut dire que peu de maladies connaissent des débats aussi enflammés sur l'existence ou l'absence du rôle de la génétique dans leur déclenchement. Personne ne propose de débattre de l'importance de l'hérédité pour les maladies cardiaques. Mais, dès lors que l'on s'intéresse au cerveau humain, la question semble hautement polémique. Il serait impossible de concevoir que nos comportements puissent être régis par notre ADN car cela impliquerait que nous soyons déterminés génétiquement, en quelque sorte programmés dès la naissance. Notre libre arbitre s'effondrerait. Notre espoir d'influer sur notre destin s'éteindrait. Il faut donc qu'il n'y ait pas de gènes définissant notre comportement et donc pas de gènes de la schizophrénie. Au risque de rouvrir l'éternel débat sur l'inné et l'acquis. Pourtant, les troubles psychiatriques sont parmi les maladies les plus fortement génétiques[1]. Et s'il n'y a effectivement pas un gène unique de la schizophrénie, il y en a des centaines.

L'épidémiologie ne ment jamais

Beaucoup de nos connaissances proviennent de l'épidémiologie. Cette discipline cherche à déterminer les facteurs influençant les maladies, constate les faits, mesure leur importance, établit des pourcentages. Les résultats peuvent certes dépendre de la mesure effectuée ou varier dans le temps, mais, pour peu que l'on précise les conditions du recueil des données, ils sont peu contestables. Depuis plus de trente ans, les mesures épidémiologiques ont établi que la génétique jouait un rôle très important dans la schizophrénie.

Les études de prévalence ont permis de connaître le taux de schizophrénie dans la population générale. Il est estimé à un peu moins de 1 %, ce qui en fait une pathologie fréquente. Si la génétique ne jouait aucun rôle, ce risque serait constant, quelle que soit la proximité biologique avec la personne atteinte. Or, ce taux augmente dans les familles qui ont déjà un membre atteint de schizophrénie[2]. Si l'un de vos cousins est atteint, votre risque est de 2 %. C'est faible mais tout de même significatif. Si votre grand-mère en souffre, votre risque est de 5 %, ce qui représente déjà un risque multiplié par 5. Si vous êtes frère ou sœur d'un patient avec schizophrénie, votre risque est de 10 %. Même si cela vous laisse 90 % de chance de ne pas développer la maladie, c'est un surrisque considérable ! Du même ordre de grandeur que celui de développer un cancer du poumon si l'on fume du tabac !

Un contre-argument de cette démonstration du risque génétique dans la schizophrénie serait que les membres d'une même famille partagent bien plus que leur ADN. Ils évoluent dans une même culture, sont exposés aux mêmes polluants, consomment la même nourriture... Cela est surtout vrai pour les fratries et les apparentés au premier degré, mais l'est déjà un peu moins entre grands-parents et petits-enfants. Mais l'épidémiologie ne s'est pas contentée de cette repartie et, face à l'objection de l'environnement partagé, a étudié l'effet de l'adoption. Les registres ont permis d'identifier des enfants adoptés qui souffraient de schizophrénie et de recenser leurs frères et sœurs qu'ils avaient peu côtoyés[3]. Le taux de schizophrénie dans ces fratries séparées demeurait de l'ordre de 10 %, soit aussi élevé que pour des fratries élevées ensemble. Ainsi, grandir dans des environnements différents ne réduit pas le risque familial de développer une schizophrénie. Bien évidemment, il fallait tenir compte de la remarque qu'une adoption peut jouer un rôle dans le développement d'un enfant et que l'ensemble de la fratrie peut être bouleversé par les conditions ainsi créées. L'étude a donc été complétée par l'examen de fratries de personnes adoptées n'ayant pas de schizophrénie. Le taux de schizophrénie y étant nul, rien ne prouve que le stress engendré par ces adoptions puisse jouer un rôle dans le déclenchement de cette maladie. Avant de conclure que la seule cause possible était d'ordre génétique, il restait à réfuter l'influence d'un environnement très précoce, y compris pendant la grossesse.

L'étude des grossesses gémellaires a permis de répondre à cette question. Il existe deux types de jumeaux. Les jumeaux dizygotes, ou faux jumeaux, sont issus de la fécondation de deux ovules différents par deux spermatozoïdes différents. Ils partagent la moitié de leur ADN, au même titre que deux frères, deux sœurs ou un frère et une sœur. En revanche, ils se sont développés en même temps, certes dans deux placentas différents, mais en étant exposés aux mêmes aléas d'une grossesse. Les jumeaux monozygotes, ou vrais jumeaux, sont issus de la fécondation d'un seul ovule par un seul spermatozoïde mais l'œuf ainsi généré s'est séparé, produisant deux clones. Ces clones sont quasi identiques sur le plan génétique et ils se sont développés au cours de la même grossesse, le plus souvent dans le même placenta. Cette particularité de la nature est bien pratique pour tester l'hypothèse de l'environnement précoce. Si la génétique n'avait aucun rôle dans la schizophrénie et que tout se jouait dans le ventre maternel, les deux types de jumeaux auraient le même risque de développer cette maladie. Or, les études montrent que si un des jumeaux est atteint, le risque pour le deuxième jumeau est de 17 % pour des faux jumeaux et de près de 50 % pour des vrais jumeaux. Avec ce résultat, il est définitivement impossible de nier le poids de la génétique.

«Génétique» n'est pas synonyme d'«héritable»

Les comparaisons entre vrais et faux jumeaux ont permis de calculer une héritabilité de la schizophrénie. Cette mesure statistique représente la part de variabilité d'une caractéristique qui, dans une population donnée, est due aux différences génétiques entre les individus de cette population. En d'autres termes, elle tente de mesurer les différences entre individus liées à leurs différences génétiques. Elle est exprimée en pourcentage : plus le chiffre est proche de 100 %, plus les soubassements génétiques sont importants. Dans la schizophrénie, l'héritabilité a été estimée autour de 81 %[4], ce qui en fait l'un des troubles psychiatriques les plus héritables, devant le trouble bipolaire, la dépression ou l'anxiété[5]. La schizophrénie a le même niveau d'héritabilité que l'autisme (83 %)[6], dont plus personne n'ose sérieusement contester l'origine génétique.

Si cette mesure de l'héritabilité est informative, elle présente également des limites. C'est une proportion valable d'un point de vue populationnel qui ne dit rien de la part de la génétique pour un individu pris isolément. L'héritabilité peut être surestimée car elle ne tient pas compte du fait que l'environnement partagé entre de faux jumeaux n'est pas strictement le même qu'entre de vrais jumeaux. Il est possible que la réaction de l'entourage diverge entre ces deux situations. Si les vrais jumeaux sont des copies conformes sur le plan physique, les faux jumeaux se ressemblent comme frères et sœurs. Ces derniers peuvent même être de sexe différent, conduisant par exemple à des biais de genre ou à des particularités éducatives. D'autres calculs de l'héritabilité ont été conduits, en se fondant uniquement sur certains types de facteurs génétiques, en laissant d'autres passer sous le radar. Le résultat tombe alors à 20 %, ce qui reste significatif, mais tout de même moins élevé que l'estimation haute de 80 %. Une large part de la littérature scientifique a tenté d'expliquer cet écart de 60 %, qualifié d'« héritabilité manquante ». Mais finalement, ces deux mesures ne sont que des estimations imparfaites, non essentielles pour appréhender le poids de la génétique au niveau individuel.

En effet, chez certains individus, l'héritabilité peut sous-estimer le poids de la génétique dans le déclenchement de la schizophrénie. Les enfants ne sont pas le produit exact de leurs parents et la croyance selon laquelle les enfants sont constitués à 50 % par l'ADN du père et 50 % par l'ADN de la mère est erronée. Lorsque l'ADN est recopié par chacun des parents, des erreurs peuvent se produire et être à l'origine de la maladie. Dans cette situation, la génétique explique parfaitement la schizophrénie mais l'héritabilité est égale à zéro ! Les erreurs de recopiage de l'ADN ont souvent des conséquences importantes sur le développement cérébral des enfants. Elles sont tellement sévères qu'elles compromettent la capacité à fonder une famille et ne sont donc pas transmises à la descendance. Dans ce cas, « génétique » n'est pas synonyme d'« hérédité ».

L'estimation de l'héritabilité est certes informative pour comparer le poids de la génétique entre des maladies, mais elle n'est pas essentielle pour commencer à étudier dans le détail la génétique de la schizophrénie.

La génétique ne fait pas tout

Revenons un instant sur la concordance entre vrais jumeaux qui atteint 50 %. Ce résultat signifie que si l'un d'entre eux souffre de schizophrénie, l'autre risque de développer ce trouble dans un cas sur deux. Mais cela veut également dire que, dans la moitié des cas, il ne le développera pas ! Verre à moitié vide ou verre à moitié plein : la différence n'est pas explicable par la génétique puisque, par définition, ces jumeaux possèdent 100 % de leur ADN en commun (à l'exclusion de quelques différences négligeables). Par convention, ce qui n'est pas génétique correspond à l'environnement. Ce terme désigne ainsi un très large ensemble de facteurs qui viennent moduler le poids de la génétique. On parle de maladie complexe ou de maladie multifactorielle.

Là encore, l'épidémiologie nous éclaire et a permis d'identifier les facteurs environnementaux à risque pour la schizophrénie[7]. Ces facteurs surgissent très tôt, comme l'exposition à un diabète pendant la grossesse, les césariennes en urgence, la prématurité, un poids de naissance inférieur à deux kilogrammes… D'autres facteurs de risque surviennent dans l'enfance comme certaines infections (à toxoplasme ou à rétrovirus), les traumatismes crâniens ou les difficultés sociales. Ainsi, les agressions sexuelles, la maltraitance physique ou psychique, la négligence, le harcèlement ou les traumatismes psychiques (décès d'un parent par exemple) ont tous été associés à un risque de développer une schizophrénie[8]. La vie en milieu urbain est un autre facteur de risque décrit ; plusieurs hypothèses ont été émises comme la pollution, les conditions économiques défavorables, la surpopulation du logement, le risque d'infections. Il semble en réalité que cet effet soit principalement lié au fait d'habiter dans un quartier défavorisé. Autre facteur de risque : le fait de vivre dans un groupe social minoritaire. Si l'on a initialement incriminé à tort l'immigration, le risque viendrait plutôt du manque de soutien social et de l'exclusion. En effet, les personnes étant dans un groupe minoritaire et n'ayant pas immigré sont autant à risque que les migrants de première ou de deuxième génération. En revanche, plus elles sont épaulées par une communauté de même origine, plus le risque de développer une schizophrénie diminue[9].

Cette liste de facteurs de risque doit être pondérée par la taille d'effet, indiquée par l'*odds ratio* (OR). Ce calcul statistique est similaire aux paris sportifs : la cote d'un cheval à 3 pour 1 signifie que le cheval a une chance sur 4 de gagner. L'OR revient à diviser deux cotes. Il donne un résultat égal à 1 lorsque les chevaux ont la même chance de gagner. Le résultat est supérieur à 1 quand le premier cheval est favori. Ou quand un facteur environnemental est associé à une maladie. Et plus l'OR est élevé, plus le facteur environnemental augmente le risque de développer la maladie. Dans la schizophrénie, les complications au moment de l'accouchement ont un OR de 1,84, loin derrière le fait d'avoir vécu des traumatismes dans l'enfance (OR = 2,87) et la consommation de cannabis (OR = 5,17). Pour avoir une idée de ce que représente un OR de 5, cela correspond approximativement au risque de développer une cirrhose du foie si l'on consomme trois verres d'alcool par jour. La consommation de cannabis est donc un facteur de risque environnemental majeur pour la schizophrénie !

Une autre statistique éclaire l'usage du cannabis : la fraction de la population attribuable. Cette mesure indique le pourcentage de réduction d'une maladie dans la population si le facteur de risque était totalement supprimé. Près de 10 % des cas de schizophrénie pourraient être évités si le cannabis disparaissait totalement[10]. Cependant, même si la consommation de cannabis est plus simple à éviter que les complications lors de l'accouchement ou les traumatismes crâniens, il est difficile de s'en passer à l'échelle d'une société entière. Le Canada a décidé de prendre le contre-pied en légalisant son usage récréatif, puis en le commercialisant avec une procédure encadrée, dans des magasins spécialisés, et uniquement à partir d'un certain âge (entre 18 et 21 ans, selon les provinces). Or, la commercialisation du cannabis au Canada a augmenté les passages aux urgences pour un épisode délirant[11]. Fort heureusement, tous ces patients qui expérimentent des symptômes sous cannabis ne deviendront pas schizophrènes.

Le cannabis a des effets différents d'une personne à l'autre : relaxation, euphorie, désinhibition, voire tristesse ou anxiété. Certains fumeurs présentent des hallucinations ou un délire, par exemple un sentiment de persécution. D'autres ont l'impression que le monde autour de soi est étrange (déréalisation) ou celle de changer eux-mêmes (dépersonnalisation). En quelque sorte, ils expérimentent les symptômes de la schizophrénie pendant quelques heures. Malheureusement, certains ne redescendent pas de leur voyage cannabique. Nous ne sommes pas tous égaux face aux effets néfastes du cannabis et, parfois, quelques joints suffisent pour déclencher une schizophrénie. Fumer du cannabis revient à jouer à la roulette russe. Le consommateur appuie sur la gâchette. Barillet vide ? Tant mieux pour lui ! Mais peut-être le prochain aura-t-il moins de chance. Évidemment, plus on joue, plus il y a de risque que le pistolet soit chargé. La relation entre cannabis et schizophrénie est de type dose/effet, ce qui implique que la répétition des consommations, ou la consommation de doses plus fortes, augmente le risque de déclencher une schizophrénie[12]. Mais parfois, une faible dose suffit.

La clef de la différence de vulnérabilité individuelle est à chercher dans la génétique. Plus votre risque génétique pour la schizophrénie est élevé, plus vous risquez de déclencher des symptômes psychotiques sous cannabis, même si vous n'en aviez pas eu avant[13]. Il est difficile de connaître son risque individuel avant de consommer. Mais des indices devraient mettre la puce à l'oreille : une histoire de trouble psychiatrique dans la famille peut laisser penser que son risque génétique est déjà élevé et qu'il vaut mieux ne pas tenter le diable ! Pourquoi prendre un risque évitable, alors que tout laisse penser que c'est une mauvaise décision ? Précisément parce que la consommation de drogues est irrationnelle ! Elle survient à un âge où il est tentant de transgresser un discours paternaliste et de se lancer des défis ordaliques. À une époque où les débats quant à sa dépénalisation et sa légalisation se multiplient, ceux qui sont passés à travers les balles de la roulette russe continuent de propager l'idée que le cannabis est une drogue sans danger. C'est peut-être partiellement vrai pour eux mais totalement faux pour d'autres.

Pour comprendre l'attrait vis-à-vis de cette substance, une autre raison, génétique là encore, a été explorée. Les gènes prédisposant à la schizophrénie et ceux nous poussant à la consommation de toxiques seraient communs. Une étude a ainsi montré que les facteurs génétiques associés à un usage régulier de cannabis et à la schizophrénie sont corrélés à hauteur de 25 %. La corrélation génétique atteint même 35 % entre schizophrénie et expérimentation du cannabis[14]. Cela ne signifie pas que la consommation de cannabis est génétiquement programmée mais plutôt que les patients à risque génétique de schizophrénie sont davantage enclins à tester cette drogue. La relation serait donc bidirectionnelle : le cannabis est un très important facteur de risque de schizophrénie et la génétique de la schizophrénie incite à consommer du cannabis. Voilà qui devrait nous convaincre de renforcer le discours antidrogue dans les familles déjà confrontées aux maladies psychiatriques.

Cette hypersensibilité génétique au cannabis n'est qu'un exemple des liaisons dangereuses entre génétique et environnement. Il ne s'agit pas d'une simple addition mais d'une interaction : le résultat est plus grand que la somme des parties. La génétique peut influer sur l'exposition à certains facteurs environnementaux, par exemple en modulant la propension à prendre des risques.

À l'inverse, les facteurs environnementaux ont un effet potentialisateur sur la vulnérabilité génétique. Une étude néerlandaise a étudié le risque de développer un trouble psychotique selon les antécédents familiaux et la vie en milieu urbain[15]. Dans le groupe ne vivant pas en ville et n'ayant pas d'histoire familiale de psychose, le pourcentage de trouble psychotique était de 0,85 %. En étudiant les personnes vivant en ville, le pourcentage montait à 1,59 %. Chez celles ayant des antécédents familiaux, il atteignait 3,01 %. Enfin, lorsque les risques génétiques et environnementaux se cumulaient, 9,72 % développaient un trouble psychotique, soit deux fois plus que ce que l'on attendrait de la simple addition des deux risques.

Cette démonstration prouve l'importance d'avoir une vision holistique des troubles psychiatriques. L'environnement joue indéniablement un rôle. À l'inverse, il ne s'agit pas non plus de nier le poids des gènes. Si la génétique ne fait pas tout, elle fait tout de même beaucoup. Reste à préciser quels types de variants génétiques sont en jeu dans la schizophrénie.

3
LES LIAISONS INTIMES DE L'ADN ET DE LA SCHIZOPHRÉNIE

L'ADN, le livre de la vie

Avant de plonger dans les différents types d'anomalies génétiques impliquées dans la schizophrénie, il est important de se familiariser avec le génome humain. La meilleure façon de se le représenter est de s'imaginer devant une bibliothèque. Cette bibliothèque représente le noyau d'une cellule et contient des livres qui correspondent aux chromosomes. Ils ne sont pas faits de papier mais constitués de la fameuse molécule d'ADN (acide désoxyribonucléique). La bibliothèque possède vingt-deux livres, tous en double. Les chromosomes sont numérotés de 1 à 22, selon une taille décroissante. Au bout de la bibliothèque, on trouve les volumes 23, qui correspondent aux chromosomes sexuels. Les femmes ont deux chromosomes sexuels, de taille égale, qui sont nommés X; les hommes ont un seul exemplaire du chromosome X et, à côté, un ouvrage plus petit, le chromosome Y.

Chaque livre est constitué de chapitres qui correspondent à des régions chromosomiques. Petite particularité des chromosomes par rapport à un ouvrage classique : ils sont séparés en deux parties de longueur inégale, les bras chromosomiques, qui se rejoignent par une reliure centrale, le centromère. La nomenclature d'une région suit une logique simple : on nomme d'abord le chromosome, puis la lettre correspondant au bras (p pour le bras le plus court, q pour le bras le plus long), puis le chapitre en question, voire un éventuel sous-chapitre. Prenons l'exemple de la région 22q11 sur laquelle nous reviendrons ultérieurement. Comme son nom l'indique, elle est située sur le bras long du chromosome 22, au niveau de la région 1 et plus particulièrement de la sous-région 1. À l'intérieur du chromosome, chaque chapitre est composé de lettres qui se suivent. À la différence d'un livre, l'ADN ne contient que quatre lettres, sans espace : A, T, G et C. Ces lettres sont en fait les initiales de nucléotides (adénine, thymine, guanine et cytosine) et constituent un code. La complexité du génome humain ne vient pas du type de lettres puisque la pomme de terre a les mêmes que nous. Si l'alphabet est universel, la différence vient de la succession de ces milliards de lettres. Le plus grand chromosome humain, le chromosome 1, compte 245 millions de lettres, le chromosome 10 en a 135 millions et les chromosomes les plus petits, environ 50 millions. Au total, un être humain résulte d'un code de plus de 6 milliards de lettres, contenues dans 46 livres.

Chacun de ces livres a été transmis par l'un des parents. Ou plus précisément, il a été recopié par chacun des parents pour être donné à l'enfant. La nuance est de taille car qui dit recopiage, dit possible erreur. C'est exactement la raison qui nous a fait dire au chapitre précédent que « génétique » n'est pas synonyme d'« héritable ». Ces possibilités d'erreur créent des variations au sein de l'espèce humaine, pour le meilleur – le développement de nos capacités cérébrales au cours de l'évolution – et pour le pire – l'apparition de maladies. Avec un tel code, il est impossible d'espérer tomber par hasard sur deux individus identiques. Nous sommes donc tous semblables mais tous différents.

Toutes les pages des livres n'ont pas la même importance ni la même fonction. En effet, certaines pages correspondent à des gènes, c'est-à-dire à des bouts d'ADN qui servent à fabriquer des protéines et donc à réaliser des actions au sein de la cellule. Par exemple, dans la région 22q11 se trouve le gène *COMT* codant la catéchol-O-méthyltransférase. Cette protéine est utile pour détruire certains neurotransmetteurs, notamment la dopamine, au niveau du cerveau. Elle a donc une fonction importante pour moduler la transmission de l'information entre les neurones. Mais si l'on avance un peu plus loin dans le chapitre 22q11, on peut se trouver dans des pages qui ne contiennent pas de gène. Pendant longtemps, on a négligé ces régions, allant même jusqu'à les qualifier d'ADN poubelle. Récemment, les chercheurs ont commencé à s'intéresser à ces régions dites non codantes car ne servant pas à fabriquer de protéines. En réalité, ces régions pourraient servir à modifier la quantité de protéines produites à partir d'un gène. En 1975, les généticiens américains Mary-Claire King et Allan Wilson ont même suggéré que les changements dans ces régions étaient ceux qui comptaient le plus pour expliquer les différences entre les humains et les chimpanzés[1]. Ces régions non codantes sont encore trop méconnues et les recherches se sont surtout focalisées sur les gènes. Cela s'explique par le fait que la biologie moléculaire repose sur une théorie qui a été postulée à la fin des années 1950. À partir des pages correspondant aux gènes, des photocopies sont générées. Ces copies, appelées ARN messagers, sont fabriquées en plus ou moins grandes quantités et représentent le niveau d'expression d'un gène. Elles servent ensuite à produire des protéines, qui effectuent de nombreuses tâches.

On estime que seulement 1 % des pages correspondent à des gènes et codent une protéine. Cela peut sembler peu en regard de toutes les fonctions à assurer pour notre organisme. C'est même moins que la pomme de terre dont on estime qu'elle aurait deux fois plus de gènes que vous ou moi. Mais la complexité n'est pas tellement liée au nombre qu'à une combinatoire. D'abord, puisque les chromosomes sont en double, chaque gène est systématiquement présent en deux exemplaires. Cette astuce de la nature permet de combiner deux versions (appelées « allèles ») chez chaque individu et de permettre éventuellement de la variation ou des compensations en cas d'anomalie sur un des exemplaires. En outre, de nombreux gènes sont pléiotropiques : ils assurent plusieurs rôles différents. Prenons le cas du gène *ATP1A3*, qui code une pompe permettant les échanges entre potassium et sodium au niveau des neurones, contrôlant ainsi leur capacité à conduire l'électricité. Ce gène est aussi exprimé au niveau cardiaque pour permettre la conduction électrique. Ce phénomène de pléiotropie rend même parfois confuse l'appellation des gènes. Ainsi, le gène *DCC* (*deleted in colorectal cancer*) a été initialement nommé selon son impact dans le cancer colorectal avant que l'on s'aperçoive qu'il avait un rôle majeur dans le développement du système nerveux. Trop tard, le nom était resté. Un autre mécanisme moléculaire, l'épissage, permet aussi de faire beaucoup avec peu de gènes. Au sein des pages correspondant aux gènes, tous les paragraphes n'ont pas la même importance. Certains d'entre eux, appelés « exons », sont bien utilisés pour coder les protéines. D'autres, les introns, disparaissent en chemin. Mais parfois, des exons disparaissent tandis que des introns restent, créant de nouvelles versions appelées « isoformes », qui aboutissent à des protéines différentes. Un peu comme si vous lisiez un paragraphe, puis que vous en sautiez trois, avant de reprendre votre lecture. Et qu'en relisant le chapitre, vous décidiez cette fois de sauter le premier paragraphe et de lire les deux suivants. La signification serait certainement différente entre les deux lectures. Cette stratégie permet de créer de la diversité à partir du même contenu initial.

Si ces grands principes en biologie sont désormais bien compris, il reste un travail immense pour identifier les différents gènes, déterminer leurs différentes isoformes, comprendre leurs fonctions dans chacun des organes et espérer découvrir les soubassements des maladies humaines.

Un livre de compte

Avec un code génétique fait de milliards de nucléotides, il est évident que certaines lettres sont parfois mal recopiées et que des divergences surviennent entre les individus. Si ces variations ne sont pas gênantes pour la survie ni pour la reproduction, elles vont se transmettre à la génération suivante et se propager parmi la population, finissant par se retrouver à des taux importants. Ces variations d'un seul nucléotide, fréquentes dans la population et sans conséquences majeures, s'appellent des « polymorphismes ». De nombreux polymorphismes ont été associés statistiquement avec la schizophrénie.

Prenons l'exemple du nucléotide situé sur le chromosome 12, à la position n° 2299028. Ce nucléotide est présent dans le gène *CACNA1C* qui code des canaux calciques permettant de réguler la transmission électrique des neurones. À cet endroit, la majorité de la population a la lettre G mais environ un tiers des Européens ont la lettre A à la place. En faisant des statistiques, on s'aperçoit que les patients atteints de schizophrénie ont plus souvent la lettre A que les non-atteints. On calcule le risque statistique que cette observation soit le fruit du hasard et si ce risque est faible (par convention, moins de 5 %), on conclut que ce polymorphisme est associé significativement à la schizophrénie. En répétant le processus, on peut étudier des millions de polymorphismes. Pour atteindre la puissance statistique nécessaire, il faut comparer des dizaines de milliers d'individus, ce qui nécessite la mise en place de collaborations internationales, comme le

Psychiatric Genomics Consortium. La dernière étude publiée en 2022 a porté sur 76 755 patients souffrant de schizophrénie et 243 649 individus sans troubles psychiatriques. Elle a permis d'identifier 287 polymorphismes associés à la schizophrénie qui correspondent à 120 gènes. Ces gènes codent des protéines qui s'expriment majoritairement dans le cerveau, ce qui était tout de même attendu pour une maladie psychiatrique. Des analyses plus poussées ont montré que ces gènes jouaient un rôle dans le développement et le fonctionnement des synapses, ces communications entre les neurones. Et plus précisément dans certains types de neurones : ceux du cortex qui utilisent le glutamate comme neurotransmetteur et les interneurones qui communiquent en utilisant l'acide gamma-aminobutyrique (GABA)*.

Un écueil de ce type d'études est que les résultats, bien que très robustes statistiquement, ont une faible taille d'effet. Dans l'exemple du *CACNA1C*, le risque de développer une schizophrénie chez les porteurs est très faible, à peine 1,1 fois le risque de la population générale. Cette lettre A associée à la schizophrénie semble tout de même bien anodine. Parmi tous les polymorphismes identifiés dans la schizophrénie, aucun n'a été trouvé avec un *odds ratio* important, c'est-à-dire que tous ont un effet faible sur le risque de déclencher cette maladie. Pris de manière

* Le GABA est un neurotransmetteur inhibiteur, c'est-à-dire qu'il bloque la transmission entre les neurones au niveau des synapses. Il a une fonction inverse à celle du glutamate, qui est excitateur et donc facilitateur de la transmission synaptique.

isolée, ils n'ont pas d'intérêt médical pour un individu. Il a donc été proposé de les prendre de manière groupée, en les intégrant dans des scores polygéniques.

L'idée derrière les scores polygéniques est assez basique. À partir des études d'association existantes, on fixe une liste des polymorphismes. On tient compte du risque qu'ils représentent pour la schizophrénie et on multiplie ce risque par le nombre de fois où l'individu porte ce polymorphisme : 0, 1 ou 2, puisque l'on a au maximum deux exemplaires du gène. Puis on additionne le résultat de chaque polymorphisme de la liste. Ainsi, on obtient le score polygénique pour chaque individu. L'une des critiques immédiates est que le score est additif. C'est-à-dire que l'on considère tous les polymorphismes comme étant indépendants entre eux. Or, il est clair que les gènes sont en interaction les uns avec les autres. Cette interaction, appelée « épistasie », se traduirait plutôt mathématiquement par un produit. Pour se représenter ce phénomène, imaginez qu'un individu soit porteur d'un polymorphisme dans le gène *CACNA1C* et d'un autre dans le gène *CACNB2*. Ces deux gènes, issus de la même famille, participent à la constitution d'un canal calcique qui régule l'électricité neuronale. Il est très probable que le canal soit bien différent s'il est concerné par deux variations plutôt que par une seule et rien ne permet d'affirmer que le résultat soit uniquement la somme des deux effets. Pour le démontrer, il n'y a pas d'autre moyen que de tester l'entrée de calcium dans le neurone dans chaque situation : pas de variants, un variant dans le gène *CACNA1C*, un variant dans le gène *CACNB2* et un variant dans chacun des gènes. Mais devant la difficulté à réaliser des analyses d'interaction entre deux gènes, les chercheurs n'ont pas d'autre choix que de retenir, pour l'instant, un modèle simple à appliquer mais très réducteur.

Une deuxième critique porte sur la liste des polymorphismes étudiés qui est fixée selon le risque de se tromper, avec un seuil arbitraire de 5 %. On pourrait retenir un seuil plus bas et donc moins de polymorphismes ou un seuil plus haut et donc davantage, voire la totalité des polymorphismes connus. Là encore, une solution a été proposée : faire des essais avec plusieurs seuils et retenir celui qui permet d'obtenir le meilleur résultat en fonction de ce que l'on veut étudier avec ce score. Mais cette procédure est tout de même tautologique !

Si le résultat d'un score polygénique est donc une approximation grossière du risque génétique, c'est tout de même un moyen intéressant de tester certaines hypothèses. En particulier pour estimer les concordances entre les différentes maladies psychiatriques, mesurer leurs relations avec des particularités cérébrales ou des particularités intellectuelles. Des études ont montré que le score de risque polygénique pour la schizophrénie était associé au niveau intellectuel ou à des particularités cérébrales dans la population générale[2]. Ces résultats peuvent donc être utiles pour établir des hypothèses sur les mécanismes sous-tendant la schizophrénie et étudier l'impact psychique du risque génétique chez des sujets non atteints.

Bien qu'une floraison d'articles de recherche fondés sur ces scores polygéniques ait vu le jour, nous verrons dans le chapitre 5 qu'ils ne sont pas utilisables en pratique clinique.

Faute de frappe sur l'ADN

Lorsqu'une lettre change chez un individu et entraîne une situation défavorable, on parle de « mutation ». Cette mutation ne se propage pas à grande échelle, en raison de son impact sur la survie ou la reproduction de l'individu. Ainsi, par opposition avec les polymorphismes qui sont fréquents et peu « impactants », les mutations ont de lourdes conséquences et correspondent à des variants rares dans la population. À l'extrême, une mutation *de novo*, fortement délétère, peut rester cantonnée à un seul individu. Les mutations *de novo* sont une cause courante de maladies et sont faciles à identifier pour peu que l'on récupère l'ADN du patient et de ses deux parents pour faire une analyse en trio. Les premières études sur les mutations dans la schizophrénie ont utilisé cette stratégie. En 2011, deux articles ont été publiés coup sur coup dans la prestigieuse revue *Nature Genetics*[3]. Bien que portant sur un faible nombre de patients chacune, ces études ont montré que les mutations *de novo* ne sont pas rares et pourraient expliquer l'apparition d'une schizophrénie chez des patients n'ayant pas de proches atteints. Une discussion a été menée pour savoir si ces mutations étaient plus fréquentes dans la schizophrénie que dans la population générale. Il semblerait que le principal facteur en cause dans l'apparition d'une mutation *de novo* soit en fait l'âge paternel. En effet, les hommes génèrent des spermatozoïdes tout au long de leur vie, ce qui peut accumuler des erreurs de recopiage. Les femmes, en revanche, fabriquent des ovules et les stockent dès le plus jeune âge, donc le risque d'accumuler les fautes de frappe est moindre. Ce processus de mutations est naturel et on estime que chaque enfant en portera une à deux dans les régions codantes de l'ADN. Le risque de développer une schizophrénie n'est donc pas à chercher dans leur nombre mais plutôt dans leur localisation. Car, comme le dit le poète Boris Vian, « la seul' chos' qui compt' / C'est l'endroit où s' qu'ell' tomb[4] ». Après réalisation d'un séquençage en trio chez plus de 600 patients et leurs deux parents[5], les mutations *de novo* associées à la schizophrénie ont été retrouvées principalement dans des gènes jouant majoritairement un rôle au niveau des synapses, que ce soit dans leur architecture ou dans le fonctionnement des récepteurs glutamatergiques.

Évidemment, cette stratégie en trio ne fonctionne pas lorsque plusieurs membres de la même famille sont atteints et il vaut alors mieux étudier la transmission entre les générations. Des chercheurs islandais ont ainsi identifié qu'un variant génétique touchant le gène *RBM12* était présent chez tous les individus d'une même famille atteints de trouble psychotique[6]. L'Islande est un pays intéressant, pas seulement pour ses paysages ou ses geysers. En effet, il a depuis longtemps investi dans la recherche en analysant le patrimoine génétique des habitants de l'île. Ainsi, les chercheurs ont pu remonter sur plusieurs générations et constater que ce variant dans *RBM12* est apparu très récemment dans l'espèce humaine : les seuls porteurs connus sont les membres de cette famille. Nous sommes donc possiblement dans le cas d'une mutation *de novo* chez l'un des grands-parents, qui se serait transmise à seulement deux générations. Certains membres de cette famille portaient également ce variant sans être atteints. Cette pénétrance variable n'est pas rare en psychiatrie : avec le même patrimoine génétique, tous les individus ne tombent pas malades de la même façon et certains donnent même l'impression d'être indemnes. Cependant, en les étudiant de manière plus précise, des difficultés cognitives ont été retrouvées et ils présentaient une moins bonne réussite scolaire que les membres de la famille non porteurs. Il est difficile d'échapper totalement au poids de l'anomalie génétique. Pour confirmer l'importance de ce gène, les auteurs ont cherché à identifier d'autres familles similaires à partir de bases de données. Ils ont alors pris contact avec des collègues finlandais qui avaient identifié une autre famille porteuse d'un autre variant génétique dans *RBM12*. Là encore, ce variant était retrouvé chez les membres de la famille souffrant de schizophrénie. L'analyse des familles multiplexes est très précieuse pour la recherche. En utilisant cette stratégie, d'autres résultats ont été obtenus, mettant par exemple en lumière le gène *SHANK2*[7]. Ce gène est issu d'une famille intéressante puisque déjà répertoriée dans l'autisme et interagissant, là encore, avec les récepteurs glutamatergiques.

En résumé, les chances d'identifier des gènes porteurs de variants rares associés à la schizophrénie dépendent du type de recrutement considéré. Les cas sporadiques (isolés au sein d'une famille) et les cas familiaux (présence de récurrences) invitent à des stratégies d'analyse différentes. Il reste beaucoup de modèles de transmission à tester. En effet, les résultats décrits précédemment sont fondés sur des formes de transmission dominante : une anomalie au niveau d'un seul exemplaire du gène suffit à provoquer une schizophrénie. Il y a encore peu de preuves de formes récessives de schizophrénie, où il est nécessaire d'avoir une anomalie sur chaque exemplaire pour tomber malade. Pour les identifier, les chercheurs ont tenté de tirer bénéfice des mariages consanguins, fréquents dans certaines régions, mais les résultats sont restés non concluants pour la schizophrénie, contrairement à ceux obtenus pour les maladies neurologiques ou la déficience intellectuelle[8].

Une autre stratégie peut également porter ses fruits. L'étude des formes extrêmes, dont on suspecte qu'elles sont plus génétiques que les autres, a été couronnée de succès dans la maladie d'Alzheimer. Les formes tardives peuvent être multifactorielles, associant facteurs génétiques qui augmentent légèrement le risque, poids de l'environnement et vieillissement cérébral. Mais certaines formes de maladie d'Alzheimer commencent plus tôt, avant l'âge de 65 ans et même parfois dès 40 ans. En se focalisant sur ces formes jeunes, des gènes, appelés « préséniline », ont pu être identifiés. De la même manière, certaines formes de schizophrénie commencent très tôt, parfois même dans l'enfance. En étudiant ces formes précoces, notre équipe a pu identifier des pistes génétiques intéressantes[9] dont la fameuse pompe à sodium et à potassium *ATP1A3*[10]. L'inconvénient est que ces patients avec des schizophrénies débutant avant l'âge de 13 ans souffrent souvent d'autres maladies, dont des troubles du spectre de l'autisme ou de l'épilepsie. Ainsi, il devient difficile de faire un lien direct et unique entre la fonction du gène identifié et la schizophrénie. Cette problématique n'est d'ailleurs pas restreinte aux formes extrêmes, même si elle s'y trouve amplifiée. Les mutations sont beaucoup plus fréquemment retrouvées dans les formes de schizophrénie avec des difficultés intellectuelles[11].

Pour contourner ces difficultés, les chercheurs ont décidé de mettre en commun les données de séquençage de plus de 27 000 cas de schizophrénie et de près de 100 000 contrôles au sein du consortium SCHEMA (*Schizophrenia Exome Sequencing Meta-Analysis*). Avec une telle puissance statistique, ils ont pu identifier des variants rares, et même ultra-rares, qui augmentent fortement le risque de développer une schizophrénie. Dix gènes ont été identifiés et publiés en avril 2022[12]. Parmi ces gènes, on retrouve par exemple *GRIN2A* qui code un récepteur cérébral au glutamate. Des mutations de ce gène ont été trouvées chez douze cas et deux contrôles. Cela signifie que le gène est très associé statistiquement à la schizophrénie ; un individu porteur a vingt-quatre fois plus de risque d'être malade qu'un non-porteur. Mais le nombre de patients avec une schizophrénie et une telle anomalie est très faible : moins de 1 sur 2 000. Ce gène avait d'ailleurs déjà été identifié par l'étude des polymorphismes. Il est donc associé à la schizophrénie, quel que soit le type de variations génétiques étudiées, ce qui confirme son rôle important dans cette maladie.

L'étude des mutations a également mis en lumière un autre type de récepteur glutamatergique codé par le gène *GRIA3*. D'autres gènes ont été identifiés, notamment ceux impliqués dans la régulation d'autres gènes. La liste des gènes sujets à des variants rares dans la schizophrénie peut être classée en deux groupes : les gènes synaptiques et les gènes régulateurs. S'il est cohérent de constater que les maladies psychiques sont liées à des atteintes de la communication entre neurones, il est assez fascinant de découvrir qu'elles peuvent aussi être liées à des régulations larges du fonctionnement des cellules. Finalement, le cerveau d'*Homo sapiens* étant l'aboutissement d'un processus finement régulé, depuis la production des neurones jusqu'à leur migration et à leur maturation, il n'est pas illogique que cette régulation soit perturbée par des mécanismes inscrits profondément dans le contrôle du fonctionnement des cellules.

Nos connaissances dans le domaine des variants rares sont en pleine expansion. Moins de six mois après la publication du consortium SCHEMA qui mettait en lumière ces dix gènes, des collègues de Cardiff, au Pays de Galles, ont identifié cinq gènes supplémentaires. La vitesse de découverte est exponentielle, à mesure que les cohortes s'élargissent. Il y a fort à parier que la schizophrénie suivra la voie de l'autisme où plus d'une centaine de gènes différents ont été recensés avec certitude, et près d'un millier si l'on considère les gènes qui sont des candidats sérieux.

Les erreurs de chapitre

Les variations du nombre de copies (ou CNV pour *copy number variations*) sont un autre type de variants rares jouant un rôle important dans le risque de développer une schizophrénie. Contrairement aux mutations, elles ne surviennent pas par hasard mais dans des régions particulières de l'ADN, propices à la perte (délétion) ou au gain (duplication) d'un chapitre du livre. Ces délétions ou duplications chromosomiques n'ont pas toujours de conséquences et nous en sommes tous porteurs. Mais elles peuvent avoir un impact sur notre santé quand le dosage des gènes est important. Par exemple, un gène peut nécessiter un certain niveau d'expression pour remplir sa fonction. S'il manque le chapitre correspondant sur l'un des deux chromosomes, l'autre ne suffit pas toujours à compenser. C'est ce que l'on qualifie du terme d'« haplo-insuffisance ». Le gène *SHANK3* est dans ce cas de figure : lorsqu'une copie manque, l'individu ne peut pas produire assez d'ARN messager et donc de protéines, ce qui donne des anomalies de forme et de fonction des synapses. En revanche, dans le cas d'une duplication, l'effet est généralement moins sévère, sauf lorsque l'excès de production d'une protéine devient toxique ou perturbe sa fonction. Ces gènes triplo-sensibles sont beaucoup moins nombreux que les gènes haplo-insuffisants[13]. Certains ont la double caractéristique, comme *ANKRD11*. Cela explique pourquoi certaines régions du génome donnent des maladies à la fois en cas de délétion et de duplication. Un effet miroir a été décrit pour la région 16p11 : la délétion de cette région s'accompagne d'une obésité, la duplication d'une maigreur[14]. Ce même phénomène miroir a été décrit au niveau cérébral[15]. En revanche, que la région 16p11 soit délétée ou dupliquée, le risque de développer une schizophrénie est équitablement présent !

Ces délétions et duplications chromosomiques ont été largement étudiées en psychiatrie avec des travaux comparant des patients souffrant de schizophrénie et des contrôles appartenant à la population générale. Quinze régions ont été identifiées comme étant récurrentes, c'est-à-dire revenant régulièrement chez les patients[16]. La plus connue de ces régions est représentée par la délétion 22q11. Elle n'est pas si rare puisque environ 1 personne sur 2 500 en est atteinte. Cela a permis d'étudier de manière extensive l'impact de cette anomalie génétique. Le tableau clinique associe des atteintes cardiaques, une fente ou une malformation du palais et des particularités physiques, ce qui a donné le nom de « syndrome vélo-cardio-facial ». En réalité, ce syndrome, aussi appelé « syndrome de DiGeorge », était connu avant même l'identification de l'anomalie génétique en cause, du fait de cette association de symptômes très reconnaissable. La génétique a permis de montrer que tous les individus porteurs n'avaient pas la même forme : certains n'avaient pas de malformation cardiaque mais une atteinte immunitaire, d'autres avaient des troubles du neurodéveloppement très sévères ou éprouvaient des difficultés plus frustes… Le développement d'une schizophrénie est également inconstant : environ 40 % développent des symptômes psychotiques et 25 % déclenchent une véritable schizophrénie. Cette différence entre des patients ayant pourtant la même anomalie reste un des grands mystères de la génétique.

4

AUJOURD'HUI PLUS QU'HIER ET BIEN MOINS QUE DEMAIN

Des générations d'enquêteurs pour une seule famille

La génétique est une spécialité récente. Si elle débute dans la seconde moitié du XIXe siècle avec Gregor Mendel, moine autrichien qui élabore les lois gouvernant l'hérédité à partir de l'hybridation des pois, il faut attendre un siècle pour que la molécule d'ADN soit découverte par diffraction des rayons X. Pour cette découverte, Francis Crick, James Watson et Maurice Wilkins reçoivent le prix Nobel de physiologie et de médecine, en 1962. La connaissance de l'hérédité provient de la sélection végétale, mais la biologie moléculaire naît de la physique. Par essence, la génétique est une spécialité qui progresse par l'avancée des techniques. Les nouvelles méthodes de biologie moléculaire viennent repousser les frontières de la connaissance et trouvent progressivement leurs applications en médecine où elles permettent d'identifier de nouvelles anomalies à l'origine de maladies.

L'histoire médicale d'une famille écossaise est intrinsèquement mêlée à l'évolution des techniques employées en biologie moléculaire. Sur quatre générations, des membres de cette famille sont atteints de troubles psychiatriques divers : dépression, trouble bipolaire, schizophrénie. Dès 1970, cette histoire attire l'attention et sert de modèle à l'étude de la génétique psychiatrique[1]. À l'époque, les méthodes rudimentaires ne permettent de réaliser qu'un caryotype. Cette technique consiste à photographier les chromosomes et, pour reprendre l'analogie du chapitre précédent, à compter le nombre d'exemplaires de livres présents dans la bibliothèque. L'équipe du médecin français Jérôme Lejeune vient d'identifier, dix ans auparavant, la première maladie génétique, définie par un chromosome 21 surnuméraire, caractérisant ainsi la trisomie 21. Mais une autre forme de trisomie a été décrite, qui repose sur une translocation chromosomique[2]. Une translocation revient à mélanger deux livres de la bibliothèque, un peu comme si deux chapitres de deux ouvrages différents étaient déchirés et échangés. Tant que tous les chapitres sont présents, l'équilibre de la bibliothèque est respecté. Mais un déséquilibre peut survenir lorsqu'un seul des deux livres est transmis à l'enfant ; l'absence de l'autre ne permet plus de compenser le chapitre manquant. Dans cette nouvelle forme de trisomie 21, un excès de chromosome 21 est bien présent, mais accolé à un autre chromosome, ce qui le rend plus grand. Le caryotype permet donc aussi d'identifier ces translocations par l'analyse de la taille des chromosomes. Et justement, le caryotype réalisé dans la famille écossaise révèle que les membres atteints ont une translocation entre le chromosome 1 et le chromosome 11[3]. De manière intrigante, ces individus souffrent de pathologie psychiatrique, même lorsque l'équilibre est respecté. Le mécanisme en jeu est donc différent d'un excès ou d'un manque de matériel chromosomique, mais il est trop tôt encore pour comprendre ce résultat.

L'évolution de la biologie moléculaire va apporter une réponse nouvelle, avec la mise au point du séquençage de l'ADN, en 1975. La technique de séquençage développée par l'équipe du biochimiste anglais Frederick Sanger consiste à créer un brin d'ADN avec des nucléotides libérant de la fluorescence. À chaque recopiage, une couleur spécifique est libérée, permettant de suivre, pas à pas, la succession des lettres du livre. Le séquençage est utilisé pour connaître la séquence de chromosomes entiers. En 1999, le chromosome 22, le plus petit de tous, est entièrement séquencé. En 2003, le génome humain, c'est-à-dire l'ensemble des chromosomes, est connu avec une précision de 99,9 %. Certaines régions, difficilement accessibles, comme le chromosome Y, viennent tout juste d'être déchiffrées… en 2023[4] ! Ces avancées techniques vont permettre de descendre plus finement dans les profondeurs du génome et d'identifier les gènes impliqués dans les pathologies humaines. En 1983, le premier marqueur d'une maladie est identifié sur le chromosome 4. Il est lié à la maladie de Huntington qui cause une neurodégénérescence et une perte progressive des capacités cérébrales[5].

La voie est ouverte. En 2000, un millier de gènes impliqués dans certaines formes de maladies génétiques étaient d'ores et déjà identifiés. Nous en sommes aujourd'hui à plus de 4 000[6] ! Évidemment, les chercheurs saisissent cette nouvelle opportunité technique pour réétudier le cas de la famille écossaise, qui s'est agrandie entre-temps. La région du chromosome 11 est pauvre en gènes et mise hors de cause. En revanche, la cassure du chromosome 1 est située au niveau de deux gènes, que les chercheurs décident de nommer *DISC1* et *DISC2*, pour *Disrupted-In-Schizophrenia*[7]. L'époque veut que l'on nomme les gènes découverts en fonction de leur implication potentielle dans les pathologies humaines, sans tenir compte de leurs fonctions normales – celles-ci demeurant alors largement inconnues. Ainsi, le gène *HTT* code la huntingtine impliquée dans la maladie d'Huntington, *NF1* est le premier gène impliqué dans la neurofibromatose. Si *DISC2* apparaît rapidement comme un régulateur de *DISC1*, le rôle exact de *DISC1* demeure alors énigmatique.

L'étape suivante a donc été d'enquêter sur le rôle de ce gène. Pour étudier la fonction de *DISC1*, les chercheurs ont tenté de réfléchir par analogie mais ce gène codait une protéine ne ressemblant à aucune autre déjà découverte. À défaut de pouvoir s'appuyer sur un cas similaire, les enquêteurs se sont tournés vers l'entourage du suspect. Cette stratégie repose sur l'analyse des interacteurs, c'est-à-dire les protéines qui sont aperçues dans les mêmes lieux ou dont la présence est associée à la présence ou à l'absence de *DISC1*. Dès 2003, il a été montré que *DISC1* agissait de concert avec *FEZ1* pour modifier la croissance des axones et des dendrites, ces prolongements des neurones qui assurent la transmission de l'information[8]. Ces allégations reposaient sur un faisceau d'indices, recueillis patiemment à partir de modèles cellulaires, d'expériences chez des rongeurs, d'analyses chimiques et en microscopie. Par la suite, il a été montré que *DISC1* pouvait interagir avec plus de 200 autres protéines dont certaines impliquées dans la transmission dopaminergique et glutamatergique[9]. Cette pluralité de fonctions illustre parfaitement la pléiotropie dont nous parlions au chapitre précédent : un gène n'est pas assigné à une seule tâche mais en assure d'innombrables. Cela est d'autant plus vrai qu'il est au carrefour de grandes fonctions chimiques et cellulaires. En cherchant tous azimuts, d'autres mécanismes ont été identifiés pour rendre compte du caractère délétère de la cassure de *DISC1* par une translocation. Les protéines codées par le gène *DISC1* peuvent former des tas compacts au sein des cellules. Ces agrégats peuvent même avoir des fonctions nouvelles et interagir avec d'autres protéines[10]. Ainsi, *DISC1* ne serait-il pas incriminé en raison d'un manque d'efficacité dans la régulation du neurodéveloppement, mais plutôt par l'acquisition d'une nouvelle propriété. Ces deux hypothèses, non encore élucidées, renvoient aux discussions entre perte et gain de fonction. Si la cassure détruit le gène et empêche la fabrication d'une protéine, la perte de fonction va gêner le fonctionnement normal du cerveau. Cette interprétation explique pourquoi le défaut de *DISC1* conduit à des anomalies du neurodéveloppement et de la transmission synaptique. Mais les résultats montrant des amas de protéines *DISC1* laissent penser que la cassure a pu créer une nouvelle fonctionnalité. Il pourrait alors ne plus s'agir seulement d'un manque, mais plutôt d'un ajout par rapport à un fonctionnement normal. Cette discussion est importante car, dans le premier cas, le traitement pourrait reposer sur un ajout de protéine pour compenser la perte de fonction ; dans le deuxième cas, il faut plutôt empêcher ces nouvelles fonctions qui peuvent nuire à la bonne marche du cerveau.

Plus récemment, d'autres analyses ont été testées, inspirées par les avancées scientifiques dans le domaine du cancer. Certaines tumeurs sont caractérisées par la mise en continuité de fragments d'ADN normalement distants. Pour reprendre l'analogie des chapitres déchirés et inversés, tout se passe comme si cet accident générait un nouveau texte, empreint d'un sens original. En biologie, ce mécanisme aboutit à des protéines chimériques ayant parfois des propriétés nouvelles. Il a été montré que la région provenant du chromosome 11 contenait finalement un nouveau gène, appelé *DISC1-fusion partner 1*[11], et que la translocation dans la famille écossaise pouvait conduire à la création d'une chimère modifiant la respiration cellulaire[12].

Une seule anomalie génétique. Trois hypothèses pour expliquer l'origine des troubles psychiatriques dans cette famille. Le jeu n'est pas fini : c'est bien le colonel Moutarde qui a tué dans la véranda, mais on ne connaît pas encore l'arme du crime ! Cet exemple montre la difficulté à percer à jour le rôle complexe et multiple des gènes en pathologie humaine. D'autant que les analyses fonctionnelles, indispensables pour établir la fonction normale du gène, sont lentes à mettre en pratique.

Pour complexifier le raisonnement, certains membres de la famille portant la translocation sont indemnes de maladies psychiatriques. La pénétrance est estimée à 70 %, ce qui veut dire qu'un tiers des porteurs s'en sortent relativement bien. Un séquençage complet du génome (dernier cri de la génétique) a été réalisé en 2018 chez quarante-huit d'entre eux[13]. Des polymorphismes dans des gènes impliqués dans le neurodéveloppement ou les maladies psychiatriques pourraient moduler l'apparition de la maladie. Ce résultat ouvre la voie à l'exploration d'interactions entre les gènes et à des modèles de transmission plus complexes que ceux prévus par les lois explicitées par Gregor Mendel sur les petits pois.

Cette histoire familiale illustre comment l'évolution de la génétique, depuis les lois de l'hérédité jusqu'aux analyses fonctionnelles les plus innovantes, est intriquée avec la compréhension des mécanismes donnant naissance aux maladies psychiatriques. Il peut même arriver que la psychiatrie, spécialité explorant l'organe le plus complexe du corps humain, guide la génétique vers de nouvelles découvertes, en provoquant un intérêt pour un gène méconnu ou en suggérant de nouvelles hypothèses. Psychiatrie et génétique s'enrichissent mutuellement de ce dialogue fécond et progressent côte à côte. Il n'est pas trop de ces regards croisés pour décortiquer la scène complexe du crime.

De la pêche à la ligne au chalutage

L'exemple de *DISC1* montre l'engouement scientifique pour les histoires singulières et l'exploration fine d'un gène unique. Tenter de décortiquer patiemment chaque gène a été une stratégie très utilisée dans les deux premières décennies du XXIe siècle. Le gène *COMT* a beaucoup attiré l'attention des chercheurs désireux de comprendre la génétique de la schizophrénie. Plusieurs arguments en font un bon candidat. Il code la protéine catéchol-O-méthyltransférase qui est impliquée dans la dégradation de la dopamine au niveau des synapses. Il est situé dans la région 22q11 dont la délétion a été associée à la schizophrénie. Un polymorphisme a été identifié dans ce gène et modifie l'activité de la protéine en remplaçant l'acide aminé valine par la méthionine en position 158 (polymorphisme nommé Val158Met). Enfin, une des premières études réalisées a montré qu'il était associé à un risque conséquent d'avoir une schizophrénie (*odds ratio* > 1,35)[14]. Plusieurs centaines d'études se sont alors mises à explorer les liens entre le gène *COMT* et la schizophrénie, qu'il s'agisse de son rôle dans la cognition, l'anatomie ou le fonctionnement du cerveau, la connectivité électrique, les symptômes des patients et même la réponse aux traitements. La littérature scientifique est alors devenue victime du syndrome du lampadaire. Ce syndrome, non médical, décrit l'histoire d'un homme qui se promène dans la nuit. Il laisse tomber ses clefs et se met à les chercher à la lueur d'un lampadaire. Un passant tente de lui venir en aide et lui demande s'il est sûr que ses clefs sont tombées dans le périmètre. L'homme répond par la négative mais indique que c'est le seul endroit où il a une chance de les voir. L'approche par gène candidat correspond à la même problématique : initialement, les chercheurs n'avaient pas la possibilité d'explorer l'ensemble du génome et ils se sont longtemps contentés d'étudier inlassablement les mêmes gènes. Un deuxième écueil est le biais de publication : lorsqu'une étude trouve un résultat intéressant, elle a de meilleures chances d'être acceptée dans un journal scientifique que si elle rapporte des résultats négatifs. Cela conduit à l'illusion que les explorations sont plus intéressantes qu'elles ne le sont réellement, incitant les chercheurs à exploiter inlassablement le même filon. Pour contrecarrer cette mauvaise direction, le recours à des analyses statistiques reprenant tous les résultats disponibles, dont les données non publiées car négatives, est une excellente approche. Dans le cas de *COMT*, la méta-analyse la plus récente ne conclut pas à l'association de Val158Met avec la schizophrénie[15] car les analyses répétées n'ont pas retrouvé le résultat de la première étude ; ce résultat illustre la nécessité de réplication, prélude à toute conclusion scientifiquement valable. Au risque, sinon, de partir dans la mauvaise direction et de creuser inlassablement le même sillon sans faire germer la moindre pousse solide.

Au-delà de cet exemple, c'est l'approche même par gènes candidats qui a été battue en brèche. En 2019, un article retentissant a fait tomber vingt-cinq années de recherche portant sur dix-huit gènes supposément impliqués dans la dépression[16]. Parmi ceux-ci, le gène *SLC6A4* codant pour le récepteur à la sérotonine était le plus étudié avec plus de 400 publications portant sur un seul de ses polymorphismes. En utilisant les données de centaines de milliers d'individus, les chercheurs ont montré que ce résultat n'était pas confirmé si l'on se conformait aux méthodologies statistiques actuelles. En effet, le problème principal venait du fait que les études initiales avaient porté sur des petits groupes et s'étaient focalisées sur un seul gène. Avec cette approche, il est facile de se tromper en raison du risque de faux positif. En retenant un risque de se tromper inférieur à 5 %, la porte reste tout de même ouverte à une mauvaise conclusion. Vraisemblablement, c'est ce qui est advenu pour le gène *SLC6A4*, les études ultérieures prenant ce faux résultat pour acquis. Lorsque des études négatives sur ce gène sont apparues, il a été postulé que cela venait d'un problème d'interaction entre gènes et environnement. L'hypothèse a alors été que la dépression pouvait être causée par ce risque génétique uniquement pour des patients ayant souffert de traumatismes dans l'enfance. En restreignant les études à des sous-groupes, le risque de résultats faussement positifs augmente mathématiquement. Le problème est connu : plus on fait de tests avec un risque d'erreur de 5 %, plus on a de risque de se tromper. Or, plus il y a de sous-groupes à tester, en fonction du sexe, de l'âge, de l'exposition ou non à des facteurs environnementaux, plus on multiplie les tests… Pour éviter ce problème, il est nécessaire de tenir compte de cette multitude de tests, par exemple en divisant le risque de 5 % par le nombre de tests réalisés. L'usage de cette correction et l'augmentation de la taille de la population étudiée accroissent considérablement la confiance dans les résultats obtenus. Les études portant sur les polymorphismes que nous avons vues au chapitre précédent respectent ces principes. Elles ont donc permis d'éliminer les fausses pistes et de ne retenir que les gènes très fortement associés à la maladie. La dernière étude a ainsi fixé le risque d'erreur à 5×10^{-8}, soit 0,00000005 pour chaque polymorphisme testé. Avec cette rigueur statistique, le gène *COMT* n'a pas été retrouvé comme associé à la schizophrénie et peut être définitivement éliminé de la liste des suspects. Il ne s'agit pas de jeter l'opprobre sur les chercheurs qui ont mené des études sur des gènes candidats. L'évolution scientifique passe par des imprécisions et par l'amélioration progressive des méthodes et des critères statistiques. Elles ont permis d'identifier des gènes intéressants et de les prioriser pour de futures analyses. Certaines méthodes explorant le rôle des gènes candidats ne seront pas perdues et pourront même être recyclées pour explorer plus en détail les meilleurs candidats issus des études modernes.

Pointant les errements du passé, les détracteurs de la psychiatrie biologique ont pensé trouver dans la critique des études de gènes candidats un argument pour affirmer que les études génétiques devaient être rejetées en bloc. Ils ont tenté de s'appuyer sur la remise en cause de l'association entre gène sérotoninergique *SLC6A4* et dépression, pour démontrer l'inefficacité des antidépresseurs sérotoninergiques. Cependant, même si les résultats génétiques précédents sont questionnables, cela ne doit pas discréditer des molécules qui fonctionnent. Les traitements psychiatriques s'appuient sur des preuves empiriques et les arguments pour démontrer leur intérêt restent indépendants des résultats génétiques. Ils ont été découverts à une époque où le rationnel scientifique n'était pas nécessaire pour expérimenter de nouveaux médicaments. À l'inverse, il est possible que la génétique ouvre de nouvelles pistes thérapeutiques. Les polymorphismes associés à la schizophrénie ont ainsi pointé en direction du système glutamatergique, qui est peu ciblé par les traitements actuels et représente un espoir pour de nouveaux traitements, au-delà de la dopamine. Pour développer un nouveau médicament contre la schizophrénie, est-il plus judicieux de cibler les neurones glutamatergiques ou d'investir son budget de recherche sur une molécule modulant des gènes n'ayant pas été associés à la schizophrénie ? En 2021, deux tiers des médicaments qui ont été approuvés par la US Food and Drug Administration (autorité américaine qui autorise la commercialisation d'un médicament) ont été développés à partir d'une piste génétique[17]. La probabilité de voir un médicament mis sur le marché est deux fois plus élevée quand il est appuyé par des données issues d'études génétiques[18].

Les scientifiques qui cherchent à identifier des gènes en cause dans des maladies sont dans le cas du pêcheur. Avec une canne rudimentaire ne permettant de pêcher qu'à certaines profondeurs, il est logique d'aller là où les chances d'attraper un poisson sont maximales. En revanche, l'invention du chalut permet de ratisser plus largement. Cela garantit de laisser moins de place au hasard et de trouver de meilleures prises. Les méthodes explorant l'ensemble du génome permettent désormais à la génétique de pêcher en haute mer.

L'arrivée du haut débit en médecine

L'élargissement des études génétiques est à l'origine d'une révolution médicale. Historiquement, les généticiens étaient formés à la reconnaissance de syndromes définis par un ensemble de caractéristiques développementales et physiques. Par exemple, le syndrome de DiGeorge, ou syndrome vélo-cardio-facial, associe des particularités au niveau facial, une anomalie du voile du palais et des malformations cardiaques, comme déjà vu plus haut. La découverte que la délétion 22q11 est la cause de ce syndrome a révélé que certains patients n'en ont pas toutes les caractéristiques : l'anomalie génétique n'est pas superposable à la maladie.

Le syndrome de Rett est une maladie décrite initialement chez les filles : après un développement psychomoteur normal pendant les premiers mois de vie, les patientes se mettent à présenter des mouvements automatiques des mains à type de torsions, pressions, battements, tapotements, etc. L'utilisation volontaire des mains devient progressivement impossible, le langage disparaît peu à peu. Le syndrome est lié au gène *MECP2*. Sa présence sur le chromosome X expliquait bien pourquoi les médecins ne voyaient que des filles atteintes de ce syndrome : les garçons étaient probablement éliminés pendant la grossesse, en raison de l'impossibilité de compenser l'anomalie par un deuxième chromosome X. Mais, curieusement, l'étude systématique de ce gène a fini par identifier des garçons porteurs de mutations dans *MECP2*. Ils étaient dix fois moins nombreux que les filles et présentaient un tableau différent[19]. Ainsi, les troubles liés à *MECP2* étaient beaucoup plus vastes que le simple syndrome de Rett.

À l'inverse, certains tableaux se sont avérés correspondre à une multitude de gènes différents : les formes précoces de schizophrénie sont liées à plusieurs dizaines de gènes différents et impliquent quasiment tous les chromosomes[20]. Des causes différentes peuvent donc converger vers des tableaux semblables. Les gènes ignorent nos classifications médicales. Cette découverte oblige à revoir l'approche historique : alors que la génétique était bâtie sur la reconnaissance des syndromes et sur l'exploration ciblée d'un gène pour chaque diagnostic, il est de moins en moins possible de déduire les anomalies à rechercher. La charge de la preuve s'en trouve inversée : la génétique d'abord, les signes cliniques ensuite, pour confirmer que les trouvailles moléculaires sont plausibles. Ainsi, il devient courant, devant des signes très peu spécifiques, de lancer des analyses larges sans hypothèse *a priori* sur l'anomalie génétique en cause. La génétique fait son entrée dans l'ère du big data et des données à haut débit, appelées « omiques ». Elle change alors de nom pour devenir « génomique ». Cette évolution n'a pu se faire, là encore, que par l'arrivée de nouvelles techniques explorant l'ensemble de l'ADN.

La recherche de CNV (microdélétion ou microduplication chromosomique) a ainsi délaissé à la fois les caryotypes ne pouvant détecter que les anomalies des chromosomes visibles au microscope et les techniques ciblées, qui ne testaient que les régions demandées par le généticien. La technique actuelle de référence est l'analyse chromosomique par puce à ADN (ACPA). La méthode consiste à colorer les chromosomes du patient en vert. Les chromosomes d'un individu sans anomalie seront colorés en rouge. En mélangeant les deux ADN, rouge et vert donneront une fluorescence jaune, comme sur la palette du peintre. Si une délétion chromosomique est présente, la région apparaît en rouge par manque de matériel génétique. En revanche, une duplication, correspondant à un excès d'ADN chez le patient, fait ressortir la couleur verte. Cette technique très fine permet de repérer des CNV nettement plus petites que celles détectables par les caryotypes et sans nécessité de cibler la région d'intérêt.

La même philosophie a prévalu pour le séquençage d'ADN. Initialement, le généticien devait indiquer aux biologistes moléculaires le gène à séquencer en fonction de l'hypothèse diagnostique. Cette approche conduisait souvent à des résultats négatifs en raison de la multiplicité des gènes impliqués dans une maladie. Lorsque des centaines de gènes sont possiblement en cause, comment espérer tomber sur le bon ? L'étape suivante a donc été de développer le séquençage de plusieurs gènes en même temps. Cette stratégie reposant sur des panels de gènes est encore utilisée dans certaines spécialités, où les gènes en cause sont peu nombreux. Pour la déficience intellectuelle ou l'autisme, des centaines de gènes ont été impliqués et, au vu de nos connaissances exponentielles sur la schizophrénie, il est très probable que nous soyons dans le même cas de figure. Dans ces situations, le séquençage d'un panel de gènes n'est pas la meilleure option : il devrait contenir un nombre important de gènes et nécessiterait des mises à jour permanentes pour s'adapter à la vitesse de découvertes. Il est donc bien plus stratégique de mettre en place le séquençage d'exome. L'exome correspond à l'ensemble des régions codantes du génome : il contient les exons de l'ensemble des 20 000 gènes. Cette technique permet donc de capturer la partie la plus facile à interpréter, celle qui code les protéines. En revanche, les introns et les régions non codantes, qui contiennent tout de même une information importante, ne sont pas couverts. Pour les étudier, il faut recourir à un séquençage de génome, c'est-à-dire à l'analyse de l'ensemble des lettres qui composent tous les livres de la bibliothèque. Il y a bien sûr des limites car certaines régions chromosomiques restent difficilement analysables, mais les méthodes actuelles permettent d'étudier la quasi-totalité du génome. Ainsi, plus besoin de sélectionner *a priori* les gènes d'intérêt, la génomique couvre presque tout l'ADN.

Cette évolution vers des techniques offrant une vision de plus en plus large n'a pu se faire qu'en raison de l'amélioration progressive des techniques de séquençage, offrant une fiabilité de plus en plus importante, associée à une baisse du coût et à une rapidité d'analyse. Il a fallu plus d'une dizaine d'années de travail et 3 milliards de dollars pour réaliser le premier séquençage du génome humain en 2003[21]. Il faut désormais moins de vingt-quatre heures pour séquencer l'ADN entier d'un patient pour un coût de quelques centaines d'euros. Mais cette évolution entraîne inévitablement d'autres questions. En particulier, comment tirer parti de cette quantité de données ?

Le défi de l'interprétation

Le défi méthodologique a progressivement évolué : si le séquençage d'ADN est devenu une routine, l'interprétation des résultats obtenus est le nouveau facteur limitant. L'évolution vers le haut débit appelle une immense capacité d'analyse. Imaginez chercher une anomalie parmi plus de 3 milliards de lettres. Une véritable aiguille dans une botte de foin... D'autant que beaucoup de variants génétiques découverts au séquençage n'ont jamais été vus précédemment mais n'ont rien à voir avec la maladie. Il y a plusieurs aiguilles dans la botte, mais vous devez savoir laquelle est la vôtre...

Une bonne façon d'évaluer si le variant est impliqué dans la maladie, c'est-à-dire pathogène, est de vérifier s'il peut expliquer le syndrome de l'individu. Imaginons-nous dans la peau d'un enquêteur : voici un gène suspect dont on sait qu'il peut donner, outre une maladie neuropsychiatrique, une petite taille, une scoliose et de l'épilepsie. Si mon patient présente également ces trois signes, la culpabilité du gène en sort renforcée. En revanche, si mon patient n'en présente aucun, cela peut plaider en faveur de son innocence. Les symptômes extrapsychiatriques sont donc très utiles pour classer les suspects ; cela implique que le psychiatre recense l'ensemble des anomalies présentées par le patient. En revanche, la description fine des symptômes psychiatriques, comme le type de délire, ne permet pas d'orienter le diagnostic moléculaire. Voilà qui incite à explorer tous les organes du patient et change la perspective avec laquelle les psychiatres devraient conduire leurs investigations.

Un autre indice provient de l'histoire familiale. Si plusieurs personnes sont atteintes de schizophrénie dans la famille, il faut vérifier si le variant est présent chez chacune d'elles. En revanche, si le patient est le seul atteint, il convient de se focaliser davantage sur les variants *de novo* qu'il doit être seul à porter. Évidemment, il existe des exceptions : certaines anomalies génétiques peuvent conduire à des tableaux différents, voire ne pas s'exprimer du tout, ce qui rend l'interprétation de l'histoire familiale plus difficile. La région chromosomique 15q13.3 est dans ce cas de figure : la délétion augmente le risque de schizophrénie mais de nombreux porteurs sont indemnes de troubles psychiatriques. Ainsi, il arrive qu'on la détecte chez des patients alors qu'elle provient d'un parent non atteint. Il est donc difficile de conclure définitivement à son implication, même si le doute est permis.

Finalement, la certitude concernant l'impact d'un variant génétique vient d'analyses fonctionnelles. Ce travail fastidieux doit démontrer l'importance de la protéine pour un processus cérébral spécifique, l'effet délétère du variant sur ce processus, voire l'amélioration de son effet par le rétablissement de la protéine normale. La méthode expérimentale, chère à l'épistémologue français Claude Bernard, n'est pas loin : pour démontrer la fonction d'un organe, le plus simple est de constater l'effet de sa suppression sur l'organisme, puis de vérifier quelle partie doit être réintroduite pour permettre le rétablissement de la fonction. Aujourd'hui, les techniques ont changé, reposant sur des modèles cellulaires ou des modèles animaux, mais le raisonnement reste identique. Les rongeurs sont souvent privilégiés mais les expérimentations sont lentes à mettre en place. Des modèles comme le ver nématode ou le poisson-zèbre permettent d'accélérer le processus car leur croissance rapide et leur taille réduite favorisent les explorations en parallèle. Malgré tout, cette approche, relativement lente, coûteuse en temps, peut difficilement être envisagée pour chaque gène suspect. D'autant que certains gènes, très intéressants pour le développement du cerveau humain, n'ont pas d'équivalent animal et peuvent difficilement être testés.

Heureusement pour nos enquêtes, l'informatique permet d'automatiser le processus, pour peu qu'on lui fournisse les bonnes indications. Il faut commencer par définir une liste de suspects en prenant les multirécidivistes. On restreint alors l'analyse aux gènes connus pour être impliqués dans la schizophrénie. Ainsi, les résultats du consortium SCHEMA sont très pertinents pour justifier la liste des gènes potentiellement incriminés. Cette stratégie est proche de celle d'un séquençage de panel de gènes mais intervient *a posteriori*. Ce détail change tout car il sera possible d'étendre la liste des gènes étudiés en fonction de l'évolution des connaissances sans avoir à générer de nouveau les données. Le séquençage est disponible mais on décide de mettre la lumière sur tel ou tel gène, selon nos hypothèses. Un peu comme si, l'enquête sur le premier cercle n'ayant rien donné, on finissait par étendre la liste à d'autres suspects dont le casier judiciaire a été mis à jour. L'informatique fournit une aide indispensable pour réanalyser régulièrement les données, au plus près des connaissances nouvellement acquises.

Le type de variants génétiques est également un bon indice. Il doit s'agir de variants rares dans la population. Les variants présents chez de nombreux individus épargnés par les maladies psychiatriques peuvent être innocentés. Les bases de données contenant des milliers d'exomes ou de génomes sont alors utilisées pour connaître la rareté de la particularité génétique dans la population saine. Outre la fréquence, d'autres hypothèses peuvent également être formulées : il est plus probable que les anomalies soient présentes dans les régions codant des protéines, comme les exons, ou à proximité car ces zones sont cruciales pour la fonction des protéines. Par exemple, un variant modifiant un acide aminé permettant la fixation du glutamate sur son récepteur est un excellent suspect. Une autre façon d'aborder la question est de vérifier le niveau de conservation interespèces. Si une lettre de l'ADN est identique entre la mouche, la souris et l'Homme, c'est probablement que la nature n'autorise pas de modifications de ce nucléotide. En cas de mutation dans une zone essentielle pour la fonction de la protéine, l'individu n'aurait pas pu franchir les mailles du filet de l'évolution. Le raisonnement est le même que celui tenu par Abraham Wald pendant la Seconde Guerre mondiale. Ce mathématicien devait identifier les parties des avions de combat à renforcer pour éviter la déperdition des appareils. Il a analysé les avions rentrant de missions et a constaté plus d'impacts de projectiles au niveau des ailes et de la queue des appareils. Il en a conclu qu'il fallait améliorer le blindage au niveau du nez et du cockpit ! En effet, ce résultat signifiait qu'un dégât à cet endroit entraînait une destruction totale, l'appareil n'étant pas en mesure de rentrer à la base. Ce biais du survivant nous invite à considérer les mutations rarement observées dans les différentes espèces ou dans la population comme étant très probablement critiques pour l'individu.

Enfin, des logiciels permettent de prédire le retentissement du variant sur la fonction de la protéine, en prenant en compte sa nouvelle structure ou en modélisant sa perte d'activité. Ces logiciels fournissent un score de pathogénicité. Il en existe de très nombreux et ils donnent parfois des résultats contradictoires. Il est alors nécessaire de les combiner pour fournir de meilleures prédictions. Peut-être l'intelligence artificielle qui envahit progressivement tout le champ de nos activités humaines calculera-t-elle bientôt des prédictions fiables pour interpréter les variants génétiques ?

Des recommandations ont abouti à trier les variants en cinq classes : du plus bénin (classe 1) au plus pathogène (classe 5)[22]. Cette classification universellement utilisée permet de parler le même langage entre les différentes équipes et de rendre au patient des résultats avec un certain degré de confiance. Malheureusement, un très grand nombre de variants sont interprétés comme faisant partie de la classe 3, c'est-à-dire de signification incertaine. Leur nombre s'accroît même au fur et à mesure des analyses génétiques car plus le nombre d'individus étudiés augmente, plus nous découvrons des variants non recensés et moins nous savons les classer. Le séquençage à haut débit accroît notre incertitude. Notre modestie augmente d'autant, confrontée à l'immensité du génome humain ! Nous découvrons à chaque patient l'ampleur de ce qu'il nous reste à appréhender. Le temps où le généticien pouvait espérer connaître l'ensemble des syndromes et la totalité des gènes est révolu. Chaque patient est l'occasion de se pencher sur un gène nouveau, de se replonger dans la littérature scientifique (si tant est qu'elle existe pour le gène en question), voire d'émettre des hypothèses. Parfois, nous avons besoin, pour avancer dans la conclusion, de lancer une bouteille à la mer : un autre médecin, dans le monde, a-t-il déjà rencontré un patient ayant présenté un variant dans le même gène ? Ce patient présentait-il des similitudes avec celui que nous prenons en charge ? L'interprétation des variants nous rappelle que la génétique est une spécialité collaborative. Mais aussi à quel point clinique rime avec recherche. L'interprétation des variants nous fait dériver sans cesse entre ces deux pôles. Tel gène inconnu est-il possiblement impliqué dans la maladie ? Les modèles animaux ont-ils démontré l'implication de ce gène dans le fonctionnement du cerveau ? Que disent les algorithmes informatiques les plus récents de cette piste ? Comme enquêteurs, nous oscillons sans arrêt entre examen de la scène de crime et analyse des pièces à conviction. Le corollaire implique que nos résultats ne soient, la plupart du temps, pas figés. Des tests génétiques réalisés il y a deux ans peuvent déjà être obsolètes. Voilà pourquoi un résultat rendu à un patient est daté. Les analyses non concluantes peuvent être régulièrement reprises, à la lumière de nos nouvelles connaissances et des nouvelles techniques. Un enquêteur de la génétique ne clôt jamais vraiment un dossier négatif ;

il attend que le futur fasse son office. Les avancées scientifiques permettront peut-être de rouvrir les « *cold cases* ».

La génétique est une spécialité en perpétuel renouvellement car liée aux découvertes scientifiques qui ne cessent de bouleverser notre compréhension de l'ADN. Ces découvertes sont très dépendantes des développements techniques, qui évoluent en permanence. Ce phénomène impose de ne pas rester sur des résultats figés mais de remettre vingt fois sur le métier l'ouvrage. Nous ne sommes pas pour autant comme Pénélope, qui détruit chaque nuit la tapisserie patiemment tissée la journée. Progressivement, nous identifions de manière fiable des variants pertinents, qui peuvent être indiqués aux patients. Et si, malheureusement, un trop grand nombre de patients restent dans l'inconnu, il faut aussi nous réjouir du nombre croissant d'entre eux qui peuvent, grâce aux avancées de la science, obtenir un diagnostic moléculaire.

5

LES TESTS GÉNÉTIQUES EN PRATIQUE

La génétique a très rapidement compris l'importance de faire sortir les connaissances du laboratoire pour les amener au plus près du patient. Les techniques d'analyse sont désormais bien rodées, s'appuyant sur des méthodes fiables et une informatisation galopante. Elles s'immiscent progressivement dans les hôpitaux, cherchant encore leur place en psychiatrie – spécialité peu habituée à leur mise en œuvre. D'autant plus que la génétique psychiatrique présente des spécificités qui lui sont propres. Malgré les tâtonnements, il est d'ores et déjà possible de rendre des résultats moléculaires pertinents à un nombre significatif de patients et de familles. Ceux-ci les attendent impatiemment, devançant même parfois leurs médecins.

Une simple prise de sang ?

L'ADN étant présent dans toutes les cellules ayant un noyau, sa récupération est facile. Une simple prise de sang suffit et les techniques pour l'obtenir à partir des globules blancs font partie de la routine des laboratoires. La quantité nécessaire pour réaliser un séquençage de génome et obtenir ainsi toute la séquence génétique est minime, généralement autour de 250 nanogrammes, soit 0,000000025 gramme. Un tube de sang classique contient dix fois la quantité nécessaire. De plus, l'ADN est une molécule stable à température ambiante, qui peut donc être facilement transportée ou stockée. Les méthodes pour l'explorer sont également bien maîtrisées. Le séquençage est fiable et, pour limiter le taux d'erreur, il suffit de jouer sur le nombre de lectures. Dans un séquençage de génome actuel, chaque lettre est lue au moins trente fois. Si une erreur s'est glissée dans la lecture d'une lettre, les autres lectures conduiront à l'ignorer. Les quelques erreurs inévitables d'analyse sont filtrées lors du contrôle qualité. Enfin, le coût diminue très rapidement, atteignant quelques centaines d'euros pour un séquençage complet. Et c'est un examen qu'il n'est pas nécessaire de répéter une fois fait. Ainsi, les techniques d'étude de l'ADN sont simples, peu invasives, maîtrisées et robustes.

Si la difficulté ne résulte pas dans la technique, elle est plutôt à rechercher dans le reste du processus qui accompagne la prescription ou la réalisation du test génétique. Faut-il ou non recourir aux tests génétiques pour un patient souffrant de schizophrénie ? Le débat entre médecins est régulier, certains se montrant plutôt proactifs lorsque d'autres freinent la prescription des examens. Les divergences sont monnaie courante en médecine, qui est un art plutôt qu'une science dure. Mais elles sont maximales en psychiatrie, spécialité soumise à des écoles de pensée. Bien sûr, certains psychiatres restent irrémédiablement opposés aux aspects génétiques des troubles psychiatriques. D'autres demandent à voir. Même parmi les partisans des explorations génétiques, une divergence persiste sur le type de tests à réaliser et sur les conditions pour les prescrire.

La psychiatrie ne peut pas faire l'impasse d'un questionnement sur la capacité du patient à comprendre les examens proposés. Par définition, la schizophrénie comporte des symptômes qui altèrent le jugement et la compréhension. Est-il opportun de faire un test génétique pour tel patient, au vu de ses difficultés de compréhension ? Est-ce que le test va s'inscrire dans une démarche utile pour lui ou, à l'inverse, est-ce contre-productif, voire dangereux ? Les questionnements éthiques, que nous détaillerons au chapitre 7, revêtent une acuité particulière dans cette spécialité.

En outre, certains débats sont techniques. Quel test vaut-il mieux prescrire ? Faut-il le réaliser maintenant ou le différer ? En tant que médecin, il convient de privilégier les techniques fiables, qui donneront un résultat utilisable pour la prise en charge. Nous avons depuis longtemps éliminé la technique de la boule de cristal et préférons le scanner ou l'IRM pour détecter les cancers. Or, dans le champ de la génétique, les connaissances prennent les médecins de vitesse. Le temps de la recherche n'est pas celui de la pratique médicale. Certaines techniques, non encore éprouvées par la pratique, sont disponibles. Est-il alors légitime de les proposer, quitte à obtenir des résultats erronés, qu'il sera ensuite difficile d'ignorer ? À l'inverse, est-ce acceptable de retarder les possibilités offertes par la recherche au motif que les derniers réglages n'ont pas été assurés ou que les conséquences n'ont pas été entièrement soupesées ?

Cette hésitation montre que la révolution génétique en psychiatrie s'accompagne d'une incertitude sur les méthodes à utiliser, sur les espoirs à y placer et sur les enjeux éthiques. Bien loin d'être une simple prise de sang, comme le serait le dosage du fonctionnement du rein ou la mesure des globules rouges, la génétique psychiatrique questionne la pratique médicale et invite à repenser les rapports avec la recherche.

Les fausses promesses des scores polygéniques

La société internationale de psychiatrie génétique a entamé un premier travail de régulation des tests génétiques en psychiatrie. Ce travail a abouti en 2019 à la publication d'une déclaration commune[1]. Le point essentiel de cette déclaration a été de mettre en garde contre l'utilisation des scores polygéniques dans la pratique médicale, qu'il s'agisse « d'identifier les personnes à haut risque ou d'aider à diagnostiquer les patients psychiatriques ».

Cette prise de position est justifiée par les limites inhérentes au calcul actuel du score polygénique. En effet, le score, valable statistiquement sur des groupes de patients, n'est pas informatif à l'échelle individuelle. Une étude réalisée à partir d'une cohorte nord-américaine a testé ce score sur des sujets à risque de développer une schizophrénie[2]. Ces individus sont repérés en raison de symptômes atténués : ils peuvent par exemple présenter des distorsions perceptives ou des idées inhabituelles mais trop limitées dans le temps ou pas assez importantes pour être qualifiées d'hallucinations ou de délires. Seulement un quart de ces patients développera une schizophrénie, les autres pouvant développer d'autres troubles psychiatriques, conserver ces symptômes atténués toute leur vie ou récupérer complètement. Les individus à risque ont un score polygénique plus élevé pour la schizophrénie que des contrôles. Parmi eux, ceux qui finissent par développer une schizophrénie ont un score plus élevé que ceux qui restent à risque ou qui voient leurs symptômes régresser. Autre point intéressant : plus le score est élevé, plus les individus à risque évoluent vite vers une schizophrénie. Mais doit-on en conclure pour autant que nous tenons là un outil prédictif de l'évolution vers la schizophrénie ? Notre équipe a testé ce score dans une cohorte française : en fait, il ne fait pas mieux que pile ou face pour prédire l'avenir d'un patient à risque[3]. Cette conclusion, à première vue surprenante, tient au fait qu'un résultat valable statistiquement sur un groupe n'offre pas forcément une bonne prédiction à l'échelle individuelle. La différence entre les groupes étant trop faible, les scores se recoupent. Et même si un patient à risque a un score polygénique élevé, il a quasiment autant de chances de déclencher une schizophrénie que de ne pas la développer.

Cet écueil des scores polygéniques n'a pourtant pas empêché certaines compagnies peu scrupuleuses de proposer ces approches à large échelle. Moyennant quelques dizaines de dollars, il est possible d'envoyer son ADN salivaire par voie postale et de récupérer ses résultats personnels contenant l'ensemble de ses polymorphismes. Liberté est ensuite donnée au consommateur de charger ses résultats sur divers sites internet qui calculent son score polygénique pour différentes maladies. Et d'apprendre devant son écran d'ordinateur que son score génétique pour la schizophrénie est élevé. Un pseudo-diagnostic médical à portée de canapé, l'accompagnement psychologique en moins. Au-delà de l'accès inconsidéré à des résultats pouvant se révéler anxiogènes ou bouleversants, il est important de rappeler que ces résultats ainsi obtenus donnent une estimation erronée du risque réel. Interdits en France, ces tests « directs aux consommateurs » fleurissent pourtant outre-Atlantique. L'analyse des sites internet montre que deux thèmes attirent principalement ces consommateurs : l'estimation du risque cardiovasculaire et celui d'avoir une pathologie psychiatrique. Au moins, la situation a permis de constater le large intérêt pour la génétique psychiatrique. Ce constat place les médecins devant la nécessité de répondre à cette demande à l'aide de techniques adaptées, pour éviter le recours à ces approches aberrantes.

Les limites ne doivent pas non plus empêcher la poursuite des recherches sur les scores polygéniques. Si les développements actuels ne sont pas encore assez mûrs pour un usage médical, il ne faut pas jeter le bébé avec l'eau du bain. Une estimation statistique a révélé que prédire la schizophrénie à l'échelle individuelle pourrait devenir un objectif réaliste dès lors que les scores parviendraient à expliquer plus de 23 % de la variance[4]. Pour l'heure, ceux que nous avons à notre disposition parviennent à en expliquer 7 %[5]. D'autres calculs devraient donc être développés, intégrant d'autres types de variants, dépassant les simples additions pour tenir compte des interactions entre gènes, voire en intégrant l'épigénétique. Le chemin est loin d'être tout tracé.

Les maladies rares sont-elles vraiment rares ?

Si les polymorphismes ne permettent pas de faire des prédictions, à l'inverse, certains variants génétiques confèrent un risque majeur pour la schizophrénie. À tel point qu'une très grande fraction de leurs porteurs vont développer cette maladie au cours de leur vie. L'exemple de la délétion 22q11 est emblématique. Concernant moins d'1 personne sur 2 500, elle pourrait tout de même expliquer près de 1 % des cas de schizophrénie[6] ! Il faut dire qu'il s'agit de la maladie rare la plus fréquente en psychiatrie et rappeler que 40 % des patients présentent des symptômes psychotiques au cours de leur vie[7]. Les symptômes neurodéveloppementaux et psychiatriques peuvent être présents d'emblée, associant de manière variable des difficultés d'apprentissage scolaire, une hyperactivité, une anxiété, des problèmes de sociabilité… Le diagnostic moléculaire est généralement fait rapidement car le syndrome est bien connu et facilement reconnaissable par les pédiatres. Mais, même si l'accompagnement mis en place porte ses fruits, l'inquiétude s'intensifie à l'approche de l'adolescence en raison du risque de schizophrénie. Inutile de cacher l'information, le docteur Google l'indique après quelques clics aux parents. Nous verrons au chapitre suivant comment il est possible de transformer cette terrible prédiction en force pour avancer et adapter les soins psychiatriques.

La délétion 22q11 n'est pas une situation unique. Il existe plus de 7 000 maladies rares recensées et de nouvelles sont décrites chaque année. Individuellement rares, collectivement nombreuses, ces maladies concernent 1 personne sur 20. Les concepts de maladies rares et de génétique sont intrinsèquement liés puisque 80 % des maladies rares sont d'origine génétique. On estime que la moitié de ces maladies occasionnent des troubles neurologiques ou psychiques et s'expriment par des difficultés comportementales ou des symptômes psychiatriques. Dans la schizophrénie, le taux de maladies rares semble dépendre de la forme considérée. En prenant la schizophrénie dans son ensemble, on estime que 1 à 2 % des patients seraient porteurs d'une CNV (variation du nombre de copies)[8] et que 5 à 6 % présenteraient une mutation dans un des dix gènes identifiés par le consortium SCHEMA[9]. Cette proportion est nettement plus élevée dans les formes neurodéveloppementales puisque des CNV seraient alors retrouvées dans 10 à 15 % des cas[10]. Les formes débutant précocement sont dans le même cas de figure : les CNV expliqueraient 8 % des cas débutant avant 18 ans[11] et les mutations seraient présentes dans 19 % des cas débutant avant 13 ans[12]. Les formes résistantes pourraient aussi être associées à des variants génétiques rares, puisque des études ont révélé 9 % de CNV[13] et autant de mutations[14]. Ces chiffres sont proches de ceux que nous avons constatés dans notre pratique au GHU Paris psychiatrie et neurosciences (hôpital Sainte-Anne) : en reprenant les résultats obtenus chez les patients avec schizophrénie présentant des formes neurodéveloppementales ou résistantes, nous avons identifié près de 10 % de CNV[15]. En utilisant les critères symptomatiques définis dans le cadre du plan France médecine génomique 2025, le taux de CNV et de mutations grimpe même à un tiers ! Cette proportion inattendue nous place donc dans le même cas que l'autisme.

Le plan France médecine génomique 2025 a été lancé en 2015, à la suite du constat que « la médecine génomique est en train de changer profondément la prise en charge des patients[16] ». L'ambition affichée est de « faire évoluer à l'horizon de 2025 la façon de diagnostiquer, prévenir, et soigner les patients ». Parmi les indications retenues par ce plan figure la schizophrénie dite « syndromique ». Cette appellation est définie par la présence de drapeaux rouges parmi deux listes de symptômes. La première liste contient des critères psychiatriques laissant penser que la forme est inhabituelle : début précoce, résistance aux traitements, hallucinations visuelles plutôt qu'auditives, intolérance marquée aux traitements habituels. La deuxième liste est fondée sur des symptômes non psychiatriques : anomalie du développement cérébral, épilepsie, anomalie des mouvements du patient, anomalie d'un autre organe… Bien sûr, rien ne permet d'affirmer qu'une schizophrénie qui ne s'inscrirait pas dans ces critères ne pourrait pas être liée à une anomalie génétique. Ils ont été décidés avec l'objectif de maximiser les chances d'identifier une maladie rare d'origine génétique. Le plan France médecine génomique 2025 est un point de départ pour démontrer l'importance d'inclure la schizophrénie dans la liste des maladies ouvrant droit au séquençage de génome. Avec 30 % de succès sur les premières dizaines de dossiers réalisés, la démonstration est en bonne voie. L'enjeu va être de généraliser ce dispositif aux autres types de schizophrénie. Avec ce plan, la France est positionnée comme une nation pionnière dans le séquençage de génome en pratique clinique. À notre connaissance, aucun autre pays ne dispose d'un tel système, organisé à l'échelle nationale et gratuit pour les patients. Il est bon, de temps en temps, que notre nation serve d'exemple !

La démarche autour des maladies rares en psychiatrie s'est inspirée de l'approche développée dans d'autres spécialités médicales. Les collègues prenant en charge les troubles neurodéveloppementaux et psychiatriques se sont regroupés au sein de la filière de santé DéfiScience qui coordonne des centres de référence et des centres de compétence pour les maladies rares sur l'ensemble du territoire. Notre centre au GHU Paris psychiatrie et neurosciences reçoit aussi bien des patients ayant une anomalie génétique déjà identifiée et des troubles psychiatriques (comme des patients avec une délétion 22q11), que des patients ayant une schizophrénie et désireux de réaliser des explorations génétiques. L'activité ne cesse de croître avec plus de 800 patients reçus en 2023, multipliant la file active par cinq en quatre ans. Ce nombre montre l'engouement pour la génétique psychiatrique et pour la pratique qui en découle. Elle illustre aussi l'adhésion progressive au changement de paradigme, confortant l'apport de la psychiatrie biologique.

La schizophrénie est une maladie très fréquente qui concerne, on l'a vu, jusqu'à 1 % de la population. Mais derrière cette façade, se cachent un très grand nombre de maladies rares. Selon les formes de schizophrénie, le taux de diagnostic moléculaire oscille entre 5 et 30 %. Fort de ce constat, ne vaudrait-il pas mieux considérer la schizophrénie comme un patchwork d'entités différentes, certaines ne concernant qu'un tout petit nombre de cas ? Prise individuellement, chacune est rare. Mais, collectivement, ces maladies concernent un nombre non négligeable de patients, dont la plupart ne sont pas encore identifiés. Nul doute que l'implémentation des tests génétiques en pratique va permettre de les débusquer. Nos connaissances sont limitées, nous ne savons explorer qu'une infime fraction de l'ADN et de nombreux gènes demeurent inconnus. Les outils bio-informatiques sont perfectibles. Mais notre compréhension étant en pleine expansion et les logiciels étant soumis à un développement constant, le nombre de maladies rares se cachant derrière la schizophrénie continuera nécessairement d'augmenter dans la prochaine décennie.

Patience et longueur de temps

Le temps long du développement des techniques et de l'acquisition des connaissances pèse sur les patients et leur famille. Ils vivent un véritable périple, ballottés de tests biologiques complexes en espoirs déçus. Personne n'aime être confronté à l'incertitude, en particulier quand cela concerne sa santé. Malheureusement, le parcours de soins pour accéder aux tests génétiques et obtenir un résultat est particulièrement long. La diminution de l'errance diagnostique et la réduction des délais avant l'obtention d'un diagnostic moléculaire sont des objectifs essentiels. En génétique psychiatrique, cette lenteur trouve son origine dans plusieurs facteurs.

Les délais sont en partie liés au fait que les tests sont souvent prescrits de manière séquentielle. Par exemple, il est souvent préconisé de réaliser une analyse chromosomique par puce à ADN (ACPA) pour rechercher des CNV en premier lieu. Ce test est plus simple et moins onéreux que le séquençage. Il semble donc logique de commencer par dégrossir les explorations par cette technique, d'autant que le rendement diagnostique est relativement bon. Cependant, cette étape est de plus en plus contestée. En effet, le séquençage d'exome et, à plus forte raison, le séquençage de génome permettent de trouver ces CNV.

Une microdélétion se caractérise par une diminution du matériel séquencé et une microduplication par une augmentation. De plus, le séquençage permet de chercher des morceaux d'ADN rendus contigus par la CNV alors qu'ils devraient normalement être éloignés les uns des autres. Un peu comme si la lecture d'un livre était émaillée par des incohérences en termes de phrases mises côte à côte de manière incongrue. Le séquençage permet de préciser les bornes des CNV avec une plus grande précision et d'identifier des CNV plus petites que l'ACPA. L'usage est donc en train d'évoluer et le séquençage permet de s'affranchir de l'ACPA, supprimant une étape d'investigation et raccourcissant les délais.

En psychiatrie, les algorithmes de détection des maladies rares ne sont pas optimaux. Souvent, de multiples explorations biologiques visant à chercher successivement des dizaines de maladies hormonales, neurométaboliques, inflammatoires ou auto-immunes sont entreprises, accroissant le délai avant de recourir au séquençage. Comme les maladies recherchées sont rares, le rendement de chaque test est quasi nul. En outre, ces tests sont parfois compliqués avec des prises de sang nécessitant un protocole spécial (tubes à conserver dans la glace et à acheminer rapidement au laboratoire), des mesures répétées (à jeun et après un repas), ou dans des conditions particulières (après un régime alimentaire spécial). Parfois, ils doivent être doublés d'explorations simultanées dans les urines, nécessitant de conserver celles-ci dans un pot au réfrigérateur pendant vingt-quatre heures. Dans certains cas, des gestes plus contraignants vont être mis en œuvre comme des ponctions lombaires. Il est aisé de prescrire un examen, moins simple de le réaliser. Certains tests, faits dans des conditions inappropriées, deviennent difficilement interprétables. De plus, leur multiplication conduit à des faux positifs, lançant les psychiatres sur des pistes se révélant infructueuses. Le coût de ces examens n'est pas négligeable. Sans parler de la lassitude pour le patient et sa famille. Avec une approche centrée sur la génétique, il est possible d'éviter cette errance et d'aller droit au but. La plupart des maladies neurométaboliques, en particulier celles dont on connaît le traitement, ont une origine génétique identifiée. Le séquençage permet donc d'en examiner simultanément des centaines à partir d'une seule prise de sang. Une fois l'anomalie génétique identifiée, les mesures hormonales ou métaboliques peuvent être ciblées pour confirmer le diagnostic et évaluer la sévérité de la dérégulation. En revanche, cette stratégie privilégiant le séquençage aux autres tests est limitée dans le cas des maladies auto-immunes et inflammatoires.

Cette approche réduit considérablement le délai et l'errance diagnostique des patients. Dans des situations où la vitesse peut changer la donne, comme dans des services de réanimation, la génétique en urgence est appliquée avec succès[17]. Plutôt que de se perdre dans la multiplication des tests, les résultats du séquençage peuvent désormais être obtenus en quelques heures ! Nous sommes encore bien loin d'aboutir à ces délais en psychiatrie, même si nous avançons de plus en plus vers une stratégie unique, visant à réduire les explorations à un test simple à réaliser et acceptable pour le patient.

Enfin, nos connaissances encore parcellaires de la génétique psychiatrique limitent également la rapidité de nos rendus de résultats. Si la bio-informatique nous aide à trier les variants, les plus prometteurs doivent ensuite passer devant l'œil du biologiste moléculaire qui les filtre. Certains résultats sont immédiats, lorsqu'il s'agit d'une anomalie génétique déjà connue. Certains nécessitent de se pencher sur la littérature scientifique ou de faire appel à des spécialistes du gène en question. Pour d'autres patients, aucune piste ne saute aux yeux. Il faudra malheureusement attendre que les connaissances futures permettent de réétudier le dossier. Rançon d'une spécialité en perpétuel développement, stimulante pour l'intellect du médecin, mais parfois décevante pour celui qui attend de connaître son diagnostic. Lorsqu'un diagnostic génétique est établi, la restitution des résultats est un moment émotionnel fort : enfin une explication est trouvée ! Il n'est pas rare que des larmes de joie soient versées. Quelque chose de tangible et de palpable vient matérialiser cette maladie de l'esprit et ouvrir la porte à une prise en charge plus éclairée.

Quand la génétique gouverne les médicaments

À côté de l'approche des maladies rares qui structure peu à peu le paysage, un autre usage de la génétique psychiatrique émerge progressivement depuis une vingtaine d'années. Lorsque les médicaments sont absorbés par l'organisme, ils sont métabolisés, c'est-à-dire qu'ils doivent subir une série de processus biologiques qui vont jouer sur leur disponibilité. Ainsi, lorsqu'un patient prend de l'olanzapine, un antipsychotique couramment prescrit dans la schizophrénie, cette molécule est absorbée par les voies digestives puis passe par le foie qui en dégrade environ 40 %. Les produits issus de la dégradation sont ensuite éliminés dans les urines et les selles. L'olanzapine restante va produire son effet en bloquant la transmission dopaminergique. Puis, elle est ramenée par la circulation sanguine au foie et de nouveau dégradée. Petit à petit, la quantité disponible va diminuer. Cela explique pourquoi il est nécessaire d'ingérer de nouveau le comprimé. En résumé, la concentration du médicament dans le sang n'est pas stable mais doit plutôt être vue comme une succession de pics et de creux. Tout l'enjeu est d'adapter la quantité de comprimés à prendre pour obtenir une concentration optimale, c'est-à-dire sans que les pics soient trop hauts ni les creux trop bas. Une concentration excessive peut entraîner des effets indésirables. Une concentration trop basse conduit à une inefficacité du traitement. Chaque patient étant unique, l'adaptation doit être individuelle. La plupart du temps, les psychiatres se fondent sur leurs observations et celles du patient. La dose est ajustée en fonction des symptômes persistants et des effets secondaires. Il est également possible de doser le médicament dans le sang pour vérifier que la concentration se situe dans la zone thérapeutique. Si cela ne se fait pas tout à fait à l'aveugle, cette stratégie nécessite tout de même que le patient ait déjà reçu le médicament.

Contrairement à cette logique rétrospective, la pharmacogénétique laisse espérer que l'on puisse prédire directement la bonne dose. En effet, parmi les facteurs influençant le métabolisme des antipsychotiques, les polymorphismes au niveau des cytochromes jouent un rôle très important. Les cytochromes sont des protéines du foie qui servent à éliminer de nombreuses substances provenant de l'organisme ou de l'extérieur, dont un grand nombre de médicaments. Les antipsychotiques font intervenir principalement le cytochrome *CYP2D6*. En recherchant les polymorphismes de ce cytochrome, il est possible d'établir *a priori* le profil pharmacogénétique d'un individu et ainsi de savoir si le patient est métaboliseur lent, normal ou rapide pour les antipsychotiques (notamment l'aripiprazole, la clozapine, l'halopéridol ou la rispéridone)[18]. Un métaboliseur lent va mettre plus de temps pour dégrader le médicament qui va avoir tendance à s'accumuler, générant des effets secondaires. Il est alors préférable de commencer le traitement à doses réduites. En revanche, le métaboliseur rapide va dégrader le traitement plus rapidement qu'attendu, conduisant à des doses plus faibles et possiblement à une inefficacité. Ainsi, cette connaissance peut aider à décider de la meilleure posologie pour initier le médicament, de la dose maximale à envisager et même de déterminer s'il vaut mieux éviter le médicament.

En effet, certains polymorphismes augmentent très fortement le risque de déclencher des effets secondaires graves. Ainsi, des variants du système HLA (*human leucocyte antigen*), qui représente une sorte de code pour l'immunité, prédisposent les patients recevant certains antiépileptiques (carbamazépine et oxcarbazépine) à des allergies cutanées. Même si ces médicaments sont parfois prescrits en complément des antipsychotiques dans la schizophrénie ou pour stabiliser les troubles schizo-affectifs, leur usage est plutôt rare. En revanche, la clozapine est davantage prescrite puisqu'il s'agit du traitement de choix des formes résistantes. En théorie, après l'échec de deux antipsychotiques pris à bonne dose pendant suffisamment de temps, cette molécule devrait être prescrite sans délai. Dans les faits, la clozapine est sous-prescrite en raison de la peur que représente l'agranulocytose, un effet secondaire très rare mais potentiellement grave. En effet, 0,4 % des patients verront leur taux de globules blancs s'effondrer, donnant lieu à des infections sévères, voire à de rarissimes décès (environ 0,05 % de l'ensemble des patients traités)[19]. Cela peut sembler peu au regard du risque de décès liés à une schizophrénie mal soignée (rappelons que 5 % des patients se suicident), mais cette inquiétude a conduit à restreindre fortement l'usage de la clozapine. Il est nécessaire de l'introduire progressivement en surveillant les prises de sang chaque semaine pendant quatre mois, puis une fois par mois tant que le traitement est maintenu. Ce protocole dissuade les patients et les médecins de recourir à ce traitement, qui excelle pourtant là où les autres ne fonctionnent pas. On comprend donc qu'un effort particulier ait été fait pour tenter d'identifier les polymorphismes génétiques responsables de cette allergie, avec des résultats très prometteurs. Les porteurs d'un certain polymorphisme du système HLA ont six fois plus de risques de développer une agranulocytose sous clozapine que les autres[20]. Il convient donc de ne pas leur prescrire ce traitement ou de les surveiller de manière très rapprochée. À l'inverse, il pourrait devenir envisageable de relâcher la surveillance des non-porteurs chez qui le risque est minimisé.

Ces différents exemples montrent l'intérêt croissant de la pharmacogénétique pour établir la cartographie médicamenteuse d'un patient. Cette stratégie promet l'ajustement plus rapide des doses, la réduction des effets secondaires, voire l'évitement de certains médicaments. Des panels d'une vingtaine de gènes ont été proposés. Ils couvrent la réponse à une vingtaine de psychotropes dont les principaux antipsychotiques et antidépresseurs. Il est également possible de récupérer ces données à partir d'un séquençage d'exome ou de génome. Actuellement, la pharmacogénétique est à portée de main mais sa place est encore débattue. Doit-elle continuer à être réservée aux situations de résistance ou vaut-il mieux y recourir précocement ? En effet, la prise en charge rapide est primordiale dans la schizophrénie. Plus vite un traitement efficace est introduit devant des symptômes psychotiques, meilleur est le pronostic. Le délai avant de trouver un traitement adapté retarde le moment du rétablissement et expose le patient aux conséquences néfastes de la maladie. En outre, les premières expériences thérapeutiques sont cruciales, forgeant l'alliance thérapeutique entre le médecin et le patient. Un traitement mal supporté car pourvoyeur d'effets secondaires peut conduire à augmenter la méfiance vis-à-vis des médicaments. La question de réaliser des tests pharmacogénétiques dès les premiers symptômes, avant même la toute première prescription, se pose donc avec acuité.

Il faut cependant souligner que la pharmacogénétique n'est pas le seul facteur permettant de déterminer le métabolisme des médicaments. Le fonctionnement général du foie et des reins joue sur l'élimination des molécules. Il est également évident que la taille et le poids modifient la concentration. On ne prescrit pas les mêmes posologies à tous les âges de la vie, en raison d'un métabolisme différent chez l'enfant, l'adulte, la personne âgée. Les habitudes de vie interfèrent également. Par exemple, le tabac augmente le fonctionnement des cytochromes, réduisant les concentrations de clozapine. En revanche, le café bloque les cytochromes, ce qui peut augmenter les concentrations de clozapine. Même le pamplemousse interfère et peut entraîner une augmentation de l'effet de certains médicaments ! Mais si la pharmacogénétique n'est pas l'alpha et l'oméga, elle peut servir d'aide à la décision pour le médecin, lui permettant de choisir parmi une liste de traitements celui qui lui semble le moins problématique pour le patient. À brève échéance, des logiciels arrivent pour permettre d'intégrer toutes les données disponibles et faire de meilleures prédictions sur le traitement le plus adapté.

Les tests génétiques sont en plein développement et facilement accessibles en pratique quotidienne. Leur évolution constante conduit à repenser régulièrement leur usage et leur place au sein de la prise en charge psychiatrique. L'arrivée du séquençage d'ADN est en passe de bouleverser les stratégies en offrant un tout-en-un, accélérant les diagnostics et ouvrant la voie à la pharmacogénétique. Cet accès facile, à partir d'une technique universelle, induit des changements conceptuels en médecine génomique : les tests sont de plus en plus réalisés sans hypothèse *a priori* sur le gène en cause, les particularités cliniques servant surtout d'indicateurs pour justifier leur réalisation ou d'arguments pour confirmer les résultats génétiques obtenus. La fiabilité et l'accessibilité des tests génétiques étant reconnues, le débat évolue donc vers leur utilité concrète pour les patients et leurs familles.

6

LES NOUVEAUX HORIZONS DE LA PSYCHIATRIE

Dans l'introduction de son livre[1], le professeur de génétique français Thomas Bourgeron rapporte ce que lui a dit un jour la mère d'un patient autiste porteur d'une mutation dans le gène *SHANK3*. Ce patient parle, ce qui est peu fréquent dans ce syndrome. Elle lui explique alors que c'est parce qu'elle l'a beaucoup stimulé étant petit et ajoute : « Si j'avais su que l'autisme de mon fils était génétique, je ne me serais peut-être pas autant battue. Se battre contre le génome me semble perdu d'avance. » Ce propos illustre à merveille les fausses croyances en génétique psychiatrique. Il y a tant à faire pour ces patients. Les porteurs d'anomalie du gène *SHANK3* sont certes autistes mais une partie développe des troubles psychiatriques à l'adolescence. Connaître l'anomalie génétique incite à intensifier le suivi à cette période cruciale, se donnant les possibilités d'intervenir rapidement, dès les premiers symptômes. Il est également possible d'adapter les traitements : certains patients développent une catatonie, alternant des phases de prostration et d'agitation sans but, pour laquelle nous avons montré que des techniques de neuromodulation sont particulièrement efficaces[2]. À l'inverse, il convient d'éviter les antipsychotiques, qui risqueraient d'aggraver le trouble. Enfin, plusieurs associations de familles existent, ce qui permet d'assurer un soutien pour les proches. Il existe même une fondation américaine spécialisée dans la prise en charge médicale du syndrome. Car, au-delà de la psychiatrie, ces patients peuvent présenter des anomalies cardiaques ou de l'épilepsie. Des recommandations, organe par organe, ont été émises pour améliorer la prise en charge. La connaissance de l'anomalie génétique devient une force et un levier pour une psychiatrie moderne, qui allie prévention, adaptation des soins, concertation avec les familles et les autres spécialités. Sans oublier le conseil pour les apparentés et la déstigmatisation. Avoir une anomalie génétique ne doit pas conduire à baisser les bras mais plutôt à se battre efficacement.

À qui la faute ?

« J'ai longtemps fustigé mes parents. Et moi avec.
Il me fallait des coupables, ils étaient tout désignés.
Nous étions en première ligne, nous aurions dû savoir comment l'éviter.

Aujourd'hui encore, dans une sorte de fatalisme que je condamne, je ne cesse de me refaire le film à l'envers en tentant de pointer les endroits où nous aurions pu modifier le cours de l'histoire. Et si je récuse l'idée d'une trajectoire déterminée par un destin inéluctable, je ne peux que constater, impuissant, les dégâts.
Jusqu'à l'obsession.
Coupables. C'est ce que nous sommes.
C'est du moins ce que je pensais jusqu'à ce que je rencontre Boris[3]. »

Dans le livre décrivant sa relation avec son frère atteint de schizophrénie, le rappeur français Gringe me fait l'honneur de résumer notre rencontre. Il évoque son syndrome du survivant, « le grand frère malade de son frère malade ». Les maladies psychiatriques ne sont pas contagieuses, mais elles ont indubitablement un retentissement sur l'entourage. Culpabilité de ne pas avoir pu protéger son proche, honte d'être en bonne santé à côté d'un apparenté malade, sentiment d'avoir commis une faute. Plusieurs formes de culpabilité s'entremêlent. Les explications scientifiques peuvent-elles éclairer différemment les soubassements de ces troubles et atténuer ce sentiment irrationnel ? L'exemple de l'autisme le suggère. En replaçant la génétique au cœur de ce trouble neurodéveloppemental, le point de vue a radicalement changé. Les connaissances ont permis de tordre le cou au concept de « mère réfrigérateur ». Ce terrible vocable était censé rendre compte du manque de chaleur affective prodiguée à l'enfant, certains croyant y déceler la cause de l'autisme.

Le même concept a aussi été appliqué à la schizophrénie dans les années 1950-1960. La souffrance d'avoir un enfant malade se doublait ainsi du sentiment d'avoir commis une faute. Mais si les représentations culpabilisantes de l'autisme sont aujourd'hui fortement écornées et que l'empathie remplace peu à peu le rejet, le travail est encore à faire pour la schizophrénie.

Il faut dire que la schizophrénie, associée à la folie, est une maladie souvent vue comme honteuse. Du genre qu'il faut taire. Comme le sida, il y a cinquante ans. Ou le cancer que l'on préfère euphémiser en parlant de « longue maladie ». Si certaines maladies organiques restent stigmatisées[4], le rejet face aux malades psychiatriques apparaît plus intense car celles-ci demeurent associées à la notion d'évitable ou de contrôlable. Aucun symptôme physique n'étant décelable, il est facile de conclure, à tort, que la personne souffrant d'un handicap invisible comme la schizophrénie fabrique ses symptômes, que son apathie est feinte, que ses hallucinations ou son délire sont maîtrisables. Nous ne sommes pourtant pas dans un remake du *Malade imaginaire**. Peut-être ces préjugés tomberaient-ils si les déséquilibres chimiques cérébraux étaient palpables ? Matérialiser l'anomalie à l'origine d'une maladie permet de se raccrocher à une réalité tangible. Au moins dans le sida, il y a un virus. Dans le cancer, il y a des cellules mutantes. Et si, dans la schizophrénie, on mettait à jour les anomalies génétiques ?

---

* *Le Malade imaginaire*, dernière œuvre dramatique de Molière, est une satire des médecins du XVIIe siècle.

La perception du degré de responsabilité du patient vis-à-vis de l'origine de sa maladie est un facteur influençant la stigmatisation[5]. La sympathie vis-à-vis d'un patient atteint d'un cancer du poumon a tendance à diminuer s'il a fumé toute sa vie. La pandémie de Covid-19 a conduit à des débats éthiques sur l'admission en réanimation des patients ayant choisi de ne pas se vacciner. De même, l'association entre cannabis et schizophrénie induit un raccourci propre à blâmer les consommateurs. En démontrant les interactions entre génétique et environnement, l'objectif est aussi de faire prendre conscience des relations complexes entre susceptibilité biologique et rencontre avec un facteur de risque. L'être humain est un animal narratif, une sorte de « grand singe à l'esprit conteur », comme le dit l'écrivain américain Jonathan Gottschall[6]. Nous nous fabriquons des histoires, peu importe leur véracité. Et l'ignorance conduit à des explications simplistes : la schizophrénie serait due à des inconduites durant la grossesse, à une faute médicale commise lors de l'accouchement, au laxisme parental ou, à l'inverse, à une trop grande pression. Le rôle des traumatismes est amplifié ; parfois, ils sont inlassablement analysés, voire inventés pour tenter de trouver une explication extérieure. Si ces facteurs environnementaux représentent bien un risque, de nombreux patients déclenchent une schizophrénie sans y avoir été exposés. En outre, la relation peut être inverse : certaines anomalies génétiques induisent une prématurité ou des complications lors de l'accouchement, les gènes impliqués dans la schizophrénie peuvent engendrer, dans l'enfance, des difficultés d'apprentissage et des troubles du comportement qui désarment les parents. Appréhender cette complexité permet de relire différemment les histoires de vie. Je me souviens de ce couple à qui j'ai annoncé que leur enfant avait développé une schizophrénie en lien avec une anomalie génétique. Ils découvraient subitement que celui qu'ils prenaient pour un cancre était en réalité un enfant qui avait fait du mieux possible, malgré d'intenses difficultés scolaires.

L'effort d'expliquer ne vise pas seulement à dédouaner. La culpabilisation et le tabou qui pèsent sur la schizophrénie impactent aussi les soins. Les préjugés augmentent le délai avant de voir un professionnel, diffèrent l'acceptation du diagnostic et la mise en place d'un traitement adapté[7]. Or, le pronostic est meilleur lorsque les soins sont précoces. Les explications culpabilisantes ont un effet délétère, diminuant l'estime de soi, favorisant l'isolement social, générant de l'anxiété. Des mécanismes qu'il conviendrait pourtant de combattre pour éviter le cercle vicieux de la maladie.

Même chez ceux qui ont admis l'origine génétique de la schizophrénie, il arrive que la culpabilité persiste ou change de nature. Je revois encore ces deux parents venus à ma consultation avec leur enfant pour réaliser des tests génétiques. Leur demande était de savoir lequel d'entre eux était potentiellement coupable d'avoir transmis une anomalie génétique. Ils recherchaient « la faute originelle » de la schizophrénie. La consultation a consisté à leur expliquer que personne n'est responsable de son ADN ! Les représentations stigmatisantes persistent parfois au-delà de l'explication rationnelle.

Selon la théorie de l'attribution, il est indéniable que les explications faisant intervenir une cause externe incontrôlable par l'individu réduisent les réactions négatives comme la colère ou les reproches, y substituant la compassion et l'entraide[8]. En revanche, il a été suggéré que la perception de l'importance de la génétique pourrait entraîner un retour de balancier en induisant une notion d'incurabilité[9]. Si bien qu'il faut parfois combattre une nouvelle idée fausse.

Prédire et prévenir

En psychiatrie, le champ de l'intervention précoce et de la prévention est en plein essor. Venu d'Australie, le modèle des centres dédiés aux psychoses émergentes se multiplie, couvrant progressivement l'ensemble du territoire. Il s'agit de repérer rapidement les adolescents à risque de développer une schizophrénie et de mettre en place des soins spécifiques : accompagnement et suivi rapproché, information concernant l'effet délétère des drogues, thérapies cognitivo-comportementales centrées sur la gestion du stress, remédiation cognitive, éducation thérapeutique du patient et de l'entourage... L'espoir est de détecter les premiers signes cliniques et d'accélérer la prise en charge pour améliorer le pronostic en évitant l'apparition de symptômes ou leur chronicisation. Actuellement, ces individus à risque sont repérés à l'aide de questionnaires recensant des signes cliniques très fins. Plusieurs catégories à risque sont prises en compte selon que les symptômes sont soit de faible intensité, soit trop brefs. Un troisième groupe représente des individus ayant des antécédents familiaux et une diminution du fonctionnement. Les connaissances issues de la génétique psychiatrique sont en train de faire évoluer l'intervention précoce, du repérage fondé sur les symptômes vers la prévention ciblée pour les porteurs d'anomalies génétiques.

Comme nous l'avons vu, la délétion 22q11 prédispose très fortement au développement d'une schizophrénie. Ces patients peuvent donc être considérés comme ayant un fort risque génétique. De nos jours, cette anomalie génétique est détectée très rapidement après la naissance car les médecins sont formés à reconnaître les signes cliniques. Ainsi, les enfants et les parents vivent dans l'angoisse de la période adolescente, véritable épée de Damoclès pesant sur leur tête. Mais cette terrible attente peut représenter un formidable levier pour développer et tester l'intervention précoce. Des stratégies préventives, centrées sur le traitement efficace de l'anxiété sont à l'étude. En effet, ces patients présentent très fréquemment des manifestations anxieuses dès l'enfance et l'absence de régulation de ces symptômes constituerait un mode d'entrée dans la schizophrénie : l'anxiété s'accompagnerait chez eux de distorsions sensorielles qui pourraient s'aggraver progressivement jusqu'à déclencher une schizophrénie. L'espoir est d'éviter cette bascule en contrôlant l'anxiété du mieux possible, par exemple par des traitements bien tolérés comme les antidépresseurs sérotoninergiques ou en développant l'accompagnement psychologique visant à apprendre à contrôler son stress. Des traitements comme les oméga-3 ont été testés par des collègues suisses, malheureusement sans bénéfice flagrant sur le risque d'évolution vers la schizophrénie[10]. La connaissance du risque génétique ouvre ainsi la voie à des stratégies préventives et à des essais thérapeutiques.

De manière complémentaire, cette connaissance permet de prévenir des atteintes extrapsychiatriques. La délétion 22q11 supprime une quarantaine de gènes. Il en résulte divers symptômes. Quasiment tous les organes sont concernés, nécessitant l'intervention de plusieurs spécialités médicales : ORL, hématologie, cardiologie, neurologie... Ces atteintes multiples sont une caractéristique des maladies génétiques. Même lorsqu'un seul gène est concerné, la pléiotropie multiplie les conséquences. Si un gène peut avoir un certain rôle dans le cerveau et une utilité totalement différente dans le foie, le revers de la médaille est qu'une anomalie génétique peut se traduire par des symptômes dans ces deux organes. Ainsi, en fonction des cas, les patients risquent de développer, à côté de leur trouble psychiatrique, des problèmes cardiaques, des malformations osseuses, un cancer, une obésité... Le fait qu'un patient jeune présente plusieurs anomalies conduit d'ailleurs à proposer des explorations génétiques : il est plus probable qu'une cause génétique unique explique l'ensemble du tableau plutôt que d'imaginer que la malchance s'acharne sur une seule personne. Il arrive parfois que le premier symptôme relève de la psychiatrie. Le psychiatre se retrouve alors en position d'orienter son patient vers d'autres spécialistes pour compléter les investigations et éviter de futurs dysfonctionnements. Comme ce patient qui était venu nous voir pour des hallucinations et qui est ressorti avec un courrier pour le néphrologue, l'ophtalmologiste et le cardiologue : la tête était la première à parler, mais la maladie génétique sous-jacente menaçait d'atteindre d'autres organes. Les maladies génétiques conduisent à rapprocher la psychiatrie du reste de la médecine et à établir des ponts, réalisant le vœu répété d'approcher le patient dans sa globalité et non de manière segmentée, spécialité par spécialité.

La précision thérapeutique

Lorsque les maladies génétiques concernent plusieurs organes, le choix d'un traitement peut devenir un vrai casse-tête. Chez un patient porteur d'une délétion 22q11 qui développe une schizophrénie, les symptômes peuvent rapidement devenir résistants[11]. La molécule à privilégier est alors la clozapine. Cette molécule est d'autant plus intéressante dans ce cas précis car elle a peu d'effets secondaires sur le plan moteur : en particulier, elle ne donne pas de raideur, à l'inverse des autres antipsychotiques. Or, les patients avec une délétion 22q11 sont sujets à développer ce type d'effets secondaires. Elle a aussi une action très forte sur l'anxiété, qui est un symptôme très présent dans cette délétion. En revanche, cette molécule génère deux difficultés : elle augmente le risque d'épilepsie et, comme nous l'avons expliqué dans le chapitre précédent, elle peut baisser le taux de globules blancs. Or, les patients présentant la délétion sont en soi à risque d'épilepsie et ils ont fréquemment un déficit immunitaire. Ces cascades de symptômes et d'effets secondaires donnent le sentiment de tomber de Charybde en Scylla. La connaissance de l'anomalie génétique permet d'anticiper ces difficultés et d'imaginer des prises en charge qui n'auraient pas été initialement prévues : la surveillance de l'épilepsie est intensifiée avec des contrôles électroencéphalographiques et, en cas de signes, la prescription d'un antiépileptique sera rapidement effectuée ; l'épilepsie dans la délétion étant liée à des variations du taux de calcium, des prises de sang sont réalisées régulièrement. Finalement, le traitement du patient est adapté en fonction des connaissances sur la maladie génétique, ce qui est un net avantage par rapport à une prescription à l'aveugle.

D'autres situations illustrent différemment la problématique du traitement. Le syndrome de Prader-Willi, associé à des anomalies de la région chromosomique 15q11, peut lui aussi donner des symptômes psychotiques. Certains patients rapportent des hallucinations auditives, d'autres développent un délire de persécution. Par exemple, ils expliquent qu'ils ont été maltraités, inventent que la police va venir les punir… Ces symptômes sont évidemment très angoissants et les antipsychotiques ne les améliorent pas. Pire, ils donnent des effets secondaires comme de la somnolence ou une prise de poids, d'autant que ces patients ne ressentant pas la satiété, ont tendance à manger plus que de raison et à développer une obésité. Depuis plusieurs années, nous avons opté pour une autre stratégie : traiter les symptômes par le topiramate, un antiépileptique très peu utilisé en psychiatrie. À première vue, son usage dans ce cas de figure peut sembler déroutant mais, dans les faits, ce médicament donne des effets inattendus, diminuant les symptômes, notamment l'anxiété. Effet secondaire notable : il réduit l'appétit, ce qui est très bénéfique dans ce syndrome. Cette stratégie de détourner un médicament de son usage habituel s'appelle le « repositionnement ». En médecine, les molécules ont souvent plusieurs effets, mais les médecins ne les utilisent que dans un but précis. Seule une fraction des médicaments est utilisée par les médecins, individuellement, ceux-ci n'étant habitués à manier que ceux de leur spécialité. Ainsi, il est possible de puiser dans cette richesse de produits pour les recycler en fonction de l'effet recherché. Cela est particulièrement intéressant pour les maladies génétiques rares car le développement de nouveaux médicaments est difficile à mettre en œuvre. Au vu du faible nombre de personnes concernées (le syndrome de Prader-Willi concerne 1 personne sur 25 000), peu de laboratoires pharmaceutiques seraient intéressés pour se lancer dans l'aventure. Si le topiramate est proposé depuis plusieurs années dans ce syndrome[12], lorsque nous avons testé cette molécule, nous avons été surpris de voir qu'elle avait un effet différent selon la nature de l'anomalie génétique ! En effet, deux formes d'anomalie de la région 15q11 aboutissent au syndrome de Prader-Willi : la délétion chromosomique ou la disomie uniparentale qui aboutit à la présence de deux régions provenant du même parent. Non seulement le topiramate était moins bien supporté par les patients avec disomie mais il était également moins efficace[13]. Cette constatation nous indique qu'il peut être nécessaire d'étudier de manière très précise le type d'anomalie génétique en cause pour adapter au mieux le traitement.

Des exemples de prise en charge spécifiques affluent également du côté des maladies génétiques donnant des troubles neurométaboliques. L'une des premières à avoir été identifiée est la phénylcétonurie liée à l'accumulation d'un acide aminé, la phénylalanine, dans le cerveau. Cette maladie conduit à des anomalies cérébrales et à des troubles psychiatriques, mais elle peut être évitée à condition de suivre un régime alimentaire spécial dès la petite enfance. L'intérêt est tellement important qu'il a été décidé de tester tous les enfants à la naissance pour cette maladie : excellent exemple de dépistage et de prévention d'un trouble neuropsychiatrique génétique. On recense des centaines de maladies neurométaboliques qui sont facilement détectables par le séquençage génétique. Dans certains cas, il est possible de les prendre en charge en modifiant le régime alimentaire ou en ajoutant des vitamines. C'est par exemple le cas de l'hyperhomocystéinémie qui peut provoquer une schizophrénie. L'absence d'identification de cette maladie conduit à des traitements inappropriés. Les antipsychotiques ne permettant pas de traiter le fond, les composés toxiques vont poursuivre leur travail de sape et donner des conséquences cérébrales irréversibles. Le traitement repose sur l'administration de vitamines B9 et B12, efficaces dans cette situation et dépourvues d'effets secondaires. Il y a donc un enjeu à identifier rapidement ces maladies neurométaboliques et à mettre en place un traitement de la cause.

L'intérêt de chercher une anomalie génétique pour améliorer les soins n'est malheureusement pas encore reconnu par la communauté psychiatrique. Lors d'une de mes discussions avec un confrère, j'avais été surpris de l'entendre me répondre : « Vous pouvez toujours proposer un test génétique, tant que nous n'avons pas de thérapie génique, cela n'a aucun intérêt. » J'étais resté sans voix, tant pour moi il était évident que nous pouvions faire beaucoup en termes d'adaptation thérapeutique, même sans recourir à la thérapie génique, qui est un horizon encore bien lointain en psychiatrie. Lointain, mais peut-être pas si inatteignable...

Futur ou science-fiction ?

Un nombre croissant de maladies génétiques font l'objet de recherche médicale. Proposer des tests génétiques, c'est offrir une chance au patient de tomber sur une anomalie connue, qui lui ouvrira peut-être les portes d'un essai clinique. La recherche explore des pistes très variées. Dans certains cas, ce que nous pensions n'être qu'un rêve lointain ou de la science-fiction est déjà le présent. Le Téléthon s'invite chaque année sur nos écrans pour nous donner un aperçu des progrès formidables réalisés dans les champs des maladies génétiques rares, en particulier les troubles neurologiques et musculaires. L'association qui organise le Téléthon a même créé un laboratoire spécialisé dans la thérapie génique[14]. Cette nouvelle approche consiste à introduire dans l'organisme de l'ADN ou de l'ARN à des fins thérapeutiques. Pour reprendre l'image de la bibliothèque, supposez que vous ayez un livre porteur d'une erreur. La thérapie génique revient à pénétrer dans chaque bibliothèque pour remplacer l'exemplaire de ce livre. Une autre stratégie est de ne pas changer le livre mais de fournir des photocopies corrigées de l'ouvrage défaillant. Les premiers succès apparaissent dans les années 2000 : en France, le professeur français Alain Fischer a ainsi utilisé un virus inactivé pour corriger des anomalies génétiques dans des globules blancs et traiter des enfants-bulles, atteints d'un déficit immunitaire sévère. Cependant, ces traitements se sont révélés lourds de conséquences, certains patients ayant développé des leucémies. Les méthodes de thérapie génique ont donc dû évoluer. Fin 2022, on recensait onze médicaments autorisés. Cela peut sembler peu en regard des 7 000 maladies rares connues, mais plus de 2 000 essais sont en cours. Pour des raisons tout à fait compréhensibles, les efforts se sont portés sur les maladies très graves, avec un risque de décès dans l'enfance. Dans ce cas, on comprend que les potentiels effets secondaires valent la chandelle. C'est probablement moins le cas pour les maladies génétiques psychiatriques qui apparaissent plus tardivement et peuvent bénéficier de traitements, certes imparfaits, mais permettant tout de même de contrôler les symptômes les plus bruyants. Au-delà de la question de la balance bénéfice/risque, qui sous-tend toutes les prises de décision en médecine, un autre écueil guette ces thérapies géniques. Le coût de développement est tel que certains médicaments ne peuvent pas être remboursés, privant ainsi les patients de traitement qui ont pourtant fait leurs preuves.

Des stratégies moins coûteuses sont à l'essai. Parmi celles-ci, les oligonucléotides antisens sont particulièrement prometteurs. Il s'agit d'utiliser une propriété de certains ARN qui représentent des « négatifs photo », sorte d'images inversées venant détruire les photocopies générées à partir du livre erroné. Ces oligonucléotides antisens sont peu coûteux et assez faciles à fabriquer. Il est donc relativement aisé de les mettre au point pour de nombreuses maladies. Il n'y a pas d'exemple dans la schizophrénie, mais c'est en cours de test dans certaines formes d'autisme comme le syndrome d'Angelman. Cette maladie est liée à une anomalie sur la copie maternelle du gène *UBE3A*. En effet, le gène paternel est systématiquement éteint. Les essais cliniques visent à administrer des oligonucléotides antisens pour enlever le frein qui bloque l'expression du gène paternel et venir compenser la copie maternelle défaillante.

Les maladies psychiatriques sont déstabilisantes pour le patient mais aussi pour l'entourage. S'il faut être prudent et ne pas créer de faux espoirs, suivre les avancées de la recherche est tout de même une source d'espérance. En outre, de nombreux malades et familles acquièrent des connaissances remarquables sur leurs anomalies génétiques, les possibilités de prise en charge future et vont jusqu'à guider les médecins et les chercheurs.

L'*empowerment*

C'est une très grande satisfaction de s'apercevoir que le patient et la famille reçus en consultation connaissent parfaitement la maladie. Parfois, leur connaissance peut même dépasser celle du médecin. Déroutant à première vue pour ceux qui, restant formatés par le paternalisme, considèrent que le médecin est un sachant qui surplombe la relation et vient éclairer le patient de ses explications. Ce modèle a fait long feu, en particulier dans les maladies génétiques rares. Certains patients et certaines familles sont devenus des experts de leur maladie, suivant les conférences internationales, lisant les articles scientifiques, participant à des échanges entre malades… Cette réalité traduit l'*empowerment*, mot anglo-saxon quasiment intraduisible car il contient un mélange de sens entre autonomisation, montée en puissance et renforcement des compétences.

L'identification d'une anomalie génétique ouvre la voie à la compréhension de l'origine de son trouble mais aussi à des interactions fructueuses. De très nombreuses associations ont été créées autour d'un gène ou d'un syndrome génétique. Leur utilité est fondamentale pour rompre l'isolement : le patient ne se sent plus seul puisque d'autres souffrent de la même pathologie. Il n'est plus un cas unique, incompris, mais fait partie d'une communauté de semblables. Les associations sont aussi un support très important pour donner des recettes face aux symptômes, accompagner les demandes sociales, partager la peine. Les bénévoles (et parfois les salariés) développent un savoir-faire formidable, organisent des congrès, s'impliquent dans des réseaux internationaux. Certains vont jusqu'à s'investir dans la recherche.

Le partenariat entre chercheurs et personnes concernées par la maladie n'est pas nouveau mais il est en pleine mutation. Autrefois, le chercheur, seul dans son laboratoire, échafaudait une hypothèse, construisait un protocole et venait ensuite solliciter les patients. Cette méthode a montré ses limites car les questions scientifiques ne s'avèrent pas toujours pertinentes quand on les appréhende avec le regard du malade. Un traitement peut bien s'avérer efficace sur l'apathie ; si ce symptôme ne représente pas une souffrance pour le patient, à quoi bon le prendre ? Un nouvel effort a donc été entrepris pour construire des solutions à partir de la demande du patient, espérant ainsi augmenter l'impact de la prise en charge sur le ressenti et la qualité de vie. Replacer le patient au centre de la recherche est une conception qui se répand, avec raison. Cette évolution trouve cependant ses limites dans le cas de la schizophrénie, une maladie où certains symptômes ne sont pas toujours identifiés par le patient. Il est en effet fréquent que le patient n'ait pas conscience de son délire. La critique des symptômes est un préalable au travail sur sa propre maladie. Imaginer un projet de recherche nécessite donc un juste milieu qui ne peut être trouvé qu'à travers la co-construction entre chercheurs et personnes concernées, en tenant compte de la compréhension de chaque partie. Une autre limite est que les difficultés cognitives, fréquentes dans la schizophrénie peuvent gêner l'appropriation des concepts scientifiques par les patients. Pour autant, la recherche participative tente de se développer en psychiatrie. Nous avons récemment lancé, avec le soutien de la structure Sciences et société de l'Inserm, un projet visant à définir, avec les patients et leurs proches, les contours d'une recherche préventive dans la délétion 22q11. L'objectif est d'imaginer collectivement une application numérique qui permettra de suivre les symptômes et d'améliorer le suivi médical entre les consultations. L'idée, très originale, est venue de l'association Génération 22 qui se consacre à cette délétion. Des collègues suisses, très avancés dans cette réflexion, participent à l'aventure. Les associations sont un moteur formidable pour trouver des idées innovantes et co-créer des projets collaboratifs.

Devant cet enjeu essentiel à développer l'*empowerment* des patients et de leurs proches, des programmes d'éducation thérapeutique sur la schizophrénie ont émergé sur l'ensemble du territoire. Grâce au soutien de la filière DéfiScience et d'un financement dédié, nous avons pu initier le programme intitulé Psy Rare, qui vise à développer cet objectif auprès de patients porteurs d'anomalies génétiques. Des séances de groupes, pour les patients et leurs aidants, visent à renforcer leur autonomie et à les soutenir dans la transition entre l'enfance et le monde adulte. La part génétique de leur trouble les expose à des retentissements spécifiques à l'adolescence, en termes d'inclusion, de suivi médical, de projection dans l'avenir. Notre équipe a également contribué au lancement d'un programme d'entraînement aux habiletés sociales. Les jeunes y sont formés à décrypter les codes sociaux et à apprendre à se protéger des autres. Malheureusement, le fait d'être porteur d'une anomalie génétique expose souvent à des brimades et à du harcèlement, à l'école ou sur les réseaux sociaux. L'enjeu des rencontres amoureuses à l'adolescence, voire de la parentalité, se pose aussi avec une acuité particulière en cas d'anomalie génétique.

Une affaire de famille

La perception que la schizophrénie est hautement génétique peut contenir une charge de stress pour ceux qui, exposés de près ou de loin à cette maladie, désirent avoir des enfants. Il n'est pas rare de voir des frères ou des sœurs de patients se censurer, conscients que le risque est plus élevé dans leur famille qu'en population générale. Il arrive que des proches, souhaitant connaître leur risque personnel ou réfléchir avant une grossesse, contactent notre équipe. Le discours doit être rassurant : l'enfant ne développera une schizophrénie que dans moins de 5 % des cas si son oncle, sa tante ou l'un de ses grands-parents est atteint. Cela représente un risque augmenté mais qui reste tout de même très faible. Il convient d'atténuer encore cette statistique par le bénéfice lié à la connaissance du risque : avoir un apparenté malade devrait conduire à mettre en place des mesures de prévention comme se tenir éloigné du cannabis ou se prémunir au maximum du stress. Cela devrait aussi pousser les personnes, qui connaissent leur risque familial, à consulter plus tôt en cas de premiers symptômes. La médecine préventive a fait des progrès spectaculaires en cancérologie lorsque l'on a découvert les premiers gènes de prédisposition et mis en place une surveillance des apparentés. Cette démarche n'est malheureusement pas assez promue en psychiatrie, même si des efforts sont en cours.

L'estimation du risque peut être grandement améliorée lorsqu'une anomalie génétique est clairement identifiée au sein de la famille. En effet, le type d'anomalie nous renseigne sur le mode de transmission. Certaines sont dominantes : il suffit qu'une seule des deux copies du gène soit mutée pour que la maladie survienne ; dans ce cas, le taux de transmission du parent à l'enfant est de 50 %. D'autres anomalies sont récessives et nécessitent que les deux chromosomes soient mutés ; si le deuxième partenaire n'est pas porteur, il n'y a aucun risque pour l'enfant. Certaines anomalies présentes sur le chromosome X ont un impact différent selon que l'enfant est un garçon ou une fille. Enfin, une mutation *de novo* permet de rassurer la fratrie qui, n'étant pas porteuse, ne risque pas de transmettre d'anomalie à la descendance. La connaissance de l'anomalie nous permet donc de calculer précisément le risque. Mais ce n'est pas pour autant que le choix d'une grossesse se résume à un jeu de dés. Surtout depuis que la médecine a compris qu'elle pouvait forcer le destin !

En effet, la possibilité de refuser de transmettre une anomalie génétique à ses enfants est une vieille idée, matérialisée depuis un demi-siècle par le diagnostic prénatal[15]. Cette stratégie consiste à laisser faire la nature : les spermatozoïdes rencontrent un ovule, l'un d'eux le féconde, aboutissant à un embryon, puis à un fœtus. Les techniques d'amniocentèse permettent de recueillir des cellules et de vérifier si l'anomalie génétique a été transmise au fœtus. Si c'est le cas, il est alors proposé d'interrompre la grossesse. Un élément de complexité vient de la variabilité imprévisible pour le futur enfant : une anomalie génétique peut donner un tableau plus ou moins sévère. Terrible dilemme qui repose *in fine* sur les épaules des parents. Finalement, ce sont eux qui doivent décider de poursuivre ou non la grossesse, malgré cette part d'incertitude. Le processus de diagnostic n'est pas neutre : même si elle est prise en charge par l'Assurance-maladie en cas de maladie génétique familiale, l'amniocentèse comporte un risque de fausse couche et les conséquences psychologiques du choix peuvent être lourdes.

Une autre option a donc été mise en place, en s'appuyant sur les avancées de la médecine de la reproduction. En effet, dès les années 1980, la fécondation *in vitro* a été développée et le premier bébé-éprouvette français est né en 1982. Cette procréation médicalement assistée repose sur des principes maîtrisés techniquement. Les ovules sont prélevés sur les ovaires d'une femme ayant reçu un traitement hormonal pour stimuler leur production. Ces ovules sont ensuite mis en contact avec des spermatozoïdes dans des éprouvettes. La fécondation permet d'obtenir plusieurs embryons qui sont ensuite transférés dans l'utérus de la mère. Il est possible de réaliser des tests génétiques sur les embryons avant de les implanter et donc de les trier. Ce diagnostic préimplantatoire, procédure longue et laborieuse, peut toutefois permettre de ne pas transmettre une anomalie génétique à l'enfant.

Si les connaissances génétiques et les nouvelles méthodes issues de la reproduction bouleversent le champ des possibles, les diagnostics prénataux et préimplantatoires sont fortement encadrés légalement et nécessitent un avis pluridisciplinaire. La France a décidé de ne pas établir de listes de maladies ouvrant droit à ces dispositifs mais de discuter au cas par cas, ce qui permet de tenir compte de l'histoire et du ressenti de la famille. Il convient donc d'apprécier si le couple risque de donner naissance à un enfant atteint d'une maladie génétique d'une particulière gravité, reconnue comme incurable au moment du diagnostic[16]. Il est difficile d'envisager que la schizophrénie, pathologie ne survenant pas dès l'enfance, pour laquelle il existe des traitements efficaces au moins partiellement, entre dans ce cas de figure. En revanche, une anomalie génétique prédisposant à la schizophrénie, mais qui aurait des conséquences lourdes en termes de développement intellectuel et atteindrait d'autres organes, peut tout à fait ouvrir cette possibilité. Il faut pour cela que l'anomalie génétique ait été clairement identifiée chez les parents.

7
EST-CE BIEN ÉTHIQUE ?

« Science sans conscience n'est que ruine de l'âme. » Cette phrase de Rabelais, vieille de cinq siècles, laisse penser que les questionnements éthiques remontent à une période antérieure aux développements récents de la science. L'Homme semble s'être interrogé très tôt sur le bien-fondé de ses recherches et sur l'opportunité de les appliquer à la médecine. Le serment d'Hippocrate, récité par chaque médecin à l'issue de sa thèse d'exercice, a traversé les époques, rappelant par exemple la nécessité d'informer « les patients des décisions envisagées, de leurs raisons et de leurs conséquences » et de ne pas faire « usage de [ses] connaissances contre les lois de l'humanité ». En bouleversant nos connaissances et en ouvrant le champ des possibles, la génétique pose des questions éthiques nouvelles. Dans son livre *Voulez-vous savoir ?*, le professeur français Pascal Pujol dresse le bilan des avancées de la médecine génomique, dévoilant les enjeux sociétaux de demain[1]. Si des régulations ont été mises en place, les spécificités de la psychiatrie obligent à adapter le cadre général.

Comprendre et consentir

Les tests génétiques ne peuvent être réalisés qu'avec l'accord du patient qui doit signer un consentement, défini comme libre et éclairé. Il ne s'agit pas d'une simple signature mais d'une démarche venant clore une discussion, au cours de laquelle le médecin a pu exposer au patient les éléments du test et les différentes implications, dans un langage adapté à son niveau de compréhension. Le patient doit pouvoir poser les questions et retirer son accord à tout moment. On comprend aisément que cette règle, fondamentale pour garantir l'éthique de la génétique, comporte une part de contradiction interne dans le cas de la schizophrénie, maladie qui atteint l'esprit et donc souvent les capacités de raisonnement. Les patients peuvent avoir des difficultés d'attention et de mémoire ou des symptômes qui altèrent leur jugement. Parfois, devant leur incompréhension face à leurs propres troubles, certains nécessitent des hospitalisations sous contrainte ou des programmes de soins pour recevoir un traitement. Ainsi, par la définition même de la schizophrénie, le consentement aux tests génétiques apparaît comme une gageure.

La législation a prévu que les tests génétiques puissent être réalisés pour des patients hors d'état de donner leur consentement. Mais il vaut toujours mieux recueillir le consentement, au moins oral, du patient qui reste le premier concerné. En cas d'impossibilité, il est possible de faire signer le représentant légal (tuteur, personne titulaire de l'habilitation familiale). On pourrait s'interroger sur l'opportunité de réaliser des tests chez des patients ne pouvant pas consentir. Cela se justifie par la nécessité d'identifier la maladie sous-jacente pour prendre des décisions thérapeutiques ou pour permettre le conseil génétique. Un patient avec une déficience intellectuelle sévère, incapable de comprendre les enjeux de la génétique, peut ainsi bénéficier d'un test pour détecter la maladie rare à l'origine de ses troubles; certaines de ces maladies peuvent être traitables et ne pas les détecter serait alors une perte de chance. Une autre situation serait le cas d'une maladie neurodégénérative qui aurait entraîné un déclin irréversible, rendant impossible le consentement du patient; les apparentés pourraient avoir besoin de connaître leur propre risque de souffrir également de cette maladie et vouloir s'y préparer. Troisième exemple: un patient dans le coma chez qui il faudrait identifier une maladie neurométabolique d'origine génétique à l'origine du trouble pour pouvoir garantir un traitement au plus vite.

Il semble qu'avec la schizophrénie, nous soyons dans un cas de figure différent. De nombreux patients conservent leur capacité de raisonnement et la plupart consentent à des soins, en dehors des épisodes de crise, où les symptômes les entraînent en dehors de la réalité. Ainsi, lorsque je reçois un patient pour recueillir son consentement afin de réaliser des tests génétiques, cette étape est toujours précédée d'un échange sur les symptômes psychiatriques. L'enjeu est de mesurer si le patient a intégré son diagnostic et compris la démarche que nous engageons ensemble. Quand les patients adhèrent à leur délire ou sont envahis d'hallucinations, il vaut mieux différer la question des tests génétiques et convenir d'en rediscuter quand leur état leur permettra de mieux comprendre la démarche. Je me souviens par exemple d'un patient qui voulait que l'on décode son ADN pour mieux comprendre comment Dieu avait créé le monde... Il est reparti déçu après que je lui ai avoué mon incompétence dans ce domaine. Bien sûr, la porte est restée ouverte pour rediscuter des tests, lorsque le délire aura été mieux contrôlé. En dehors de ces états aigus, j'ai rarement dû refuser la réalisation d'un test génétique car les patients étaient majoritairement bien renseignés avant de venir en consultation.

La plupart des patients et des familles ont parfaitement compris l'enjeu des tests avant même de passer la porte du bureau et sont demandeurs d'un diagnostic moléculaire pour expliquer les difficultés psychiques. Il y a certainement derrière certaines demandes une volonté de revoir le diagnostic psychiatrique, voire de pouvoir nier la schizophrénie. Mais cette démarche est finalement assez normale : l'annonce d'une maladie grave et chronique induit plusieurs phases dont celle du déni et du marchandage. Discuter des tests génétiques permet de réexpliquer que la schizophrénie est uniquement définie par des symptômes. Si des anomalies génétiques sont identifiées, cela ne remettra pas en cause le trouble mais permettra de comprendre son origine.

Pour ne pas générer de faux espoirs, il est important de comprendre l'attente des patients et des familles vis-à-vis de ces tests et parfois de tempérer leur enthousiasme. Dans la très grande majorité des cas, aucune anomalie génétique rare n'est identifiée. Et si les résultats se révèlent finalement positifs, il y a de grandes chances que cela ne conduise pas à des modifications du traitement. Nous n'en sommes encore qu'aux prémices. Adapter la prise en charge est possible, comme nous l'avons expliqué au chapitre précédent, mais dans une minorité de situations.

En revanche, la pharmacogénétique est un test où il n'y a pas à s'inquiéter du taux de succès et donc pas d'espoirs déçus. Tous les patients peuvent en bénéficier et obtenir leur profil individuel. C'est une aide pour adapter les doses des médicaments. Il faut cependant avertir que cette estimation n'est qu'un aspect du métabolisme et qu'il faut tenir compte d'autres facteurs. La réponse au traitement et les effets secondaires constatés dans la vraie vie priment sur les prédictions de laboratoire. Toute adaptation du traitement ne doit se faire qu'après réflexion avec son médecin et ne pas être fondée uniquement sur un résultat qui ne montre qu'un aspect du métabolisme des médicaments. Jouer les apprentis sorciers risque de conduire à des rechutes, qui peuvent être lourdes de conséquences sur le plan médical ou social.

Les dommages collatéraux

Une recommandation importante pour la génétique psychiatrique est d'impliquer les familles, au-delà des patients. C'est une assurance que l'information sera comprise et partagée avec l'ensemble des personnes concernées. En effet, les tests génétiques font rapidement évoluer la problématique d'une question individuelle à un raisonnement familial. Dès lors qu'une anomalie génétique est identifiée, le mode de transmission est discuté et cela conduit à identifier automatiquement les éventuels apparentés porteurs de cette anomalie.

Il en découle des questions éthiques complexes, mettant en balance le secret médical et la nécessité d'informer. Des cas emblématiques ont conduit le législateur à mettre en place une obligation pour le patient de transmettre l'information concernant son risque génétique aux membres de sa famille qui pourraient en bénéficier. Par exemple, si un patient a une mutation génétique identifiée, qui peut permettre de soigner un de ses frères, il est tenu de l'en informer. Cette obligation légale inscrite dans la loi de bioéthique depuis 2004 vaut aussi, depuis 2011, dans le cas d'un conseil génétique, par exemple, si cela devait conduire le frère à donner naissance à un enfant porteur de l'anomalie génétique. Si le patient ne souhaite plus avoir de contact avec son frère, il peut demander que le corps médical l'en informe directement. Cette disposition n'est pas sans conséquence psychologique pour l'apparenté qui reçoit une information qu'il n'a pas sollicitée de lui-même. Heureusement, ces situations peuvent être la plupart du temps déminées, à condition d'avoir impliqué les familles dès le début du processus et d'avoir évoqué les conséquences avant même la réalisation des tests. En parallèle, le droit de ne pas savoir a aussi été reconnu. Cela conduit à la possibilité de réaliser des tests génétiques sur soi-même sans en récupérer les résultats. Ceux-ci ne sont utiles que pour informer les apparentés qui auraient besoin de l'information pour leur propre santé ou pour enclencher un projet de grossesse.

Avec les tests génétiques, il arrive que l'on découvre qu'un parent, qui n'a aucun problème de santé notable, est porteur d'une anomalie génétique. Il a pu transmettre cette anomalie à l'un de ses enfants qui a déclenché une schizophrénie. En effet, en psychiatrie, de nombreuses anomalies génétiques ont une pénétrance incomplète. Contrairement à une idée reçue, l'anomalie ne saute pas de générations. En revanche, elle est parfois compensée, l'individu restant indemne. C'est particulièrement le cas dans les maladies liées à des anomalies du chromosome X puisque les femmes peuvent contrebalancer par leur deuxième X, tandis que le chromosome Y masculin n'a pas ce pouvoir. Il a été dit que cela risquait de créer un nouveau statut, celui de « malade non malade ». En effet, découvrir que l'on est porteur d'une anomalie, qu'en outre on a pu transmettre à ses enfants, n'est pas sans impact psychologique. Certains porteurs se mettent à analyser leur vie, imaginant voir dans les petits tracas du quotidien autant de symptômes débutants. L'esprit humain est particulièrement sensible à la suggestion et l'anxiété peut conduire à des difficultés psychosomatiques. Sans aller jusqu'à la prophétie autoréalisatrice, découvrir que l'on est porteur d'un risque peut nous inciter à penser que nous sommes plus malades que nous ne le sommes réellement. La difficulté est renforcée par le fait que la pénétrance peut aussi être variable : le sujet porteur n'est alors pas totalement indemne mais il peut avoir des difficultés légères qui seraient passées inaperçues dans d'autres circonstances. L'exemple classique est celui d'un parent avec une délétion 22q11 à l'origine de difficultés scolaires isolées ; le diagnostic est souvent fait tardivement et rétrospectivement, après la découverte de la délétion chez l'un de ses enfants qui avait une présentation plus typique. Expliquer la pénétrance incomplète ou variable n'est pas simple car les mécanismes sont encore méconnus. Bien qu'avec de la pédagogie et un soupçon de psychologie, l'on parvienne le plus souvent à rassurer ces personnes, un test génétique positif n'est jamais totalement anodin. Voilà des conséquences qu'il est prudent d'expliciter dès la signature du consentement. Une fois le test obtenu, il sera trop tard pour se préoccuper de la situation familiale et rétropédaler.

S'il est nécessaire d'informer les apparentés, l'information doit être partagée avec parcimonie en dehors du cercle familial ! Les États-Unis se sont par exemple inquiétés que les données génétiques soient utilisées par des assurances privées pour justifier le refus d'un crédit ou l'augmentation des tarifs pour les frais médicaux. Heureusement, la France reste à l'écart car la législation empêche une assurance privée d'accéder aux informations médicales. Cependant, certains patients peuvent divulguer de bonne foi de précieuses informations, en particulier lorsque leurs troubles psychiatriques induisent un excès de confiance ou des difficultés dans la compréhension des relations sociales. Il convient de bien préciser les personnes à qui il est nécessaire de transmettre l'information et les situations où il vaut mieux se taire... En outre, lorsque les patients optent pour des tests de type « directement au consommateur» au lieu de tests encadrés médicalement, ils consentent à transmettre leurs informations génétiques et médicales à des entreprises privées étrangères qui peuvent ne pas avoir les mêmes scrupules en termes de partage d'information. En 2021, une affaire judiciaire a défrayé la chronique aux États-Unis après qu'un criminel a été appréhendé à partir des données ADN d'un membre de sa famille enregistrées par une de ces entreprises[2]. Quand on parle de génétique, il faut s'assurer que le spectre de Big Brother ne ressurgira pas.

J'ai trouvé ce que je ne cherchais pas

Un autre aspect doit être précisé avant la réalisation des tests génétiques. Ceux-ci étant de plus en plus orientés vers des analyses larges, il est possible d'en apprendre beaucoup plus que ce que nous imaginions. À force de quadriller le périmètre supposé du crime, on peut tomber sur des résultats inattendus. Êtes-vous prêt à tout entendre, même ce que vous ne vous étiez jamais demandé?

Si nous trouvons un gène qui donne un risque de cancer du sein, voulez-vous que nous vous l'indiquions? Cela va permettre de mettre en place un suivi plus rapproché et, dans certains cas, d'intervenir préventivement. Même question pour un gène qui donne des troubles du rythme cardiaque. Le savoir permet de surveiller le cœur, voire d'implanter un petit boîtier pour éviter une mort subite. Devant ces exemples, la plupart des personnes répondent par l'affirmative. Sauf peut-être si vous avez atteint un âge vénérable. Peut-être répondrez-vous alors que vous préférez vivre vos dernières années dans l'insouciance, ce qui est tout à fait compréhensible.

Mais désirez-vous connaître votre risque de développer à 50 ans une maladie neurodégénérative pour laquelle il n'y a pas de traitement ? Il est probable que vous réfléchiriez longuement avant de prendre la décision. C'est un choix cornélien auquel sont par exemple soumis les membres de la famille d'une personne atteinte de la maladie de Huntington. Avoir la mutation dans le gène *HTT* donne à coup sûr cette maladie. Certains refusent de savoir s'ils sont porteurs et préfèrent vivre en toute ignorance. Mais peut-être pas sans arrière-pensée... D'autres veulent tout de même obtenir l'information pour organiser leur vie en conséquence : renoncer à faire un crédit, profiter des plaisirs de la vie sans se soucier du lendemain... Ils s'abstiendront peut-être de faire des enfants s'ils savent qu'ils ont un risque de ne pas les voir grandir ou de leur transmettre cette maladie. Une telle connaissance sur son patrimoine génétique change une vie entière.

Ces données, dites secondaires, sont visibles lorsque l'on réalise des tests génétiques larges, même si l'objectif initial était totalement différent. Dans le cadre du plan France médecine génomique 2025, les difficultés éthiques entourant cette problématique ont conduit à bloquer, pour l'instant, le rendu des données secondaires. Dans d'autres configurations, le choix est laissé au patient de savoir s'il veut récupérer certains résultats. Il doit choisir cette option au moment de la signature du consentement, soit avant même la prise de sang et l'analyse. La majorité des dispositifs offrant cette possibilité s'appuient sur une liste de gènes dits « actionnables », c'est-à-dire des gènes donnant des maladies pour lesquelles une prise en charge est possible. Les gènes de cancer ou de troubles cardiaques sont analysés et l'information est donnée au patient ; les gènes de maladie neurodégénérative sans traitement connu sont ignorés.

Cependant, il est des cas où l'option n'est pas possible, tout simplement parce que le gène en cause donne à la fois la maladie recherchée et une autre affection. C'est le cas du gène *PTEN*, qui occasionne une forme d'autisme et des risques de cancer. Impossible d'ignorer les diagnostics que nous n'étions pas venus chercher, ils s'imposent à nous. Pour le meilleur – la prévention – et pour le pire – l'inquiétude de l'avenir.

Les fruits de la recherche

Ce même débat traverse les chercheurs qui travaillent sur la génétique humaine. Faut-il ou non informer les patients des résultats de la recherche ? Tout le monde conviendra que c'est une bonne idée de promouvoir les avancées scientifiques. Faire un retour des résultats généraux d'une étude à ceux qui y ont contribué est d'ailleurs une exigence, sinon réglementaire, au moins morale.

Mais qu'en est-il de la récupération de ses données personnelles ? Il a été montré qu'il s'agissait d'une des meilleures stratégies pour inciter à participer à une étude scientifique. L'effet est aussi incitatif que d'accorder une rémunération de 200 euros[3] ! Parmi les données que les participants d'une étude jugent les plus intéressantes à récupérer, la génétique figure en pole position (30 % d'entre eux souhaitent récupérer ce type de résultats), devant l'imagerie ou les mesures électroniques (montre connectée, par exemple)[4]. Ainsi, une large fraction des participants qui ont donné leur temps et leur ADN pour faire avancer la science sont désireux qu'on leur fasse un retour individuel. Cela n'a pas été évalué spécifiquement pour la psychiatrie, mais il est probable que le résultat soit similaire.

À l'inverse, certains participants peuvent avoir envie de faire avancer la recherche sans recevoir leurs résultats personnels. Cette attitude est tout à fait compréhensible et personne ne doit être forcé à savoir. La seule option est donc de demander, lors de l'inclusion dans une étude, si le participant souhaite ou non être tenu au courant. D'un point de vue technique, c'est évidemment tout à fait envisageable. Des collègues de Cardiff, au Pays de Galles, l'ont fait pour une cohorte regroupant des individus souffrant de troubles psychiatriques. Dans 95 % des cas, les participants étaient désireux de récupérer les informations génétiques utiles pour eux et pour leur famille. L'équipe a donc décidé de rendre, à ceux qui le désiraient, l'information concernant les CNV, de la même manière que ce que ferait un médecin en consultation classique. Ils ont établi une liste de délétions et de duplications en cause dans les troubles psychiatriques. Ils ont recontacté les participants de l'étude qui portaient l'un de ces CNV et leur ont proposé de les revoir en consultation. Un quart de ces patients ont obtenu leurs résultats, les autres ayant été perdus de vue et quelques-uns ayant changé d'avis entre-temps.

Ce processus peut être difficile à mettre en pratique pour des chercheurs qui ne travaillent pas directement avec des médecins dédiés à la génétique psychiatrique. Pour s'aligner sur l'accompagnement médical et psychologique qui est fait lors de l'annonce diagnostique en pratique clinique, une possibilité serait de s'appuyer sur des services dédiés, comme les centres de référence pour les maladies rares en France. La problématique nécessite aussi une modification des dispositions réglementaires et il est probable que les comités d'éthique, qui valident les études scientifiques, vont devoir peu à peu prendre en considération cette nécessité de retour des résultats individuels, au moins pour les situations où l'impact médical est important. Comment justifier éthiquement qu'un participant soit tenu dans l'ignorance de son diagnostic génétique alors que l'informer pourrait permettre de prévenir des maladies graves ou d'adapter son traitement ?

Cela est d'autant plus vrai que recherche et clinique sont intriquées. Lorsque les médecins sont venus à bout des explorations qu'ils peuvent proposer dans le cadre de la clinique, il n'est pas rare que le dossier soit redirigé vers la recherche pour tester des techniques plus innovantes. Comme nous le verrons au chapitre 9, ces techniques, en attente de validation ou de mise en œuvre concrètes, représentent les soins de demain. C'est ainsi que le séquençage de génome est longtemps resté une méthode réservée aux chercheurs avant d'être mis en place en France pour les soins. Dans la majorité des pays, il n'est pas encore sorti des laboratoires scientifiques pour entrer dans les hôpitaux. Faire bénéficier rapidement les patients, dans un cadre de recherche, de moyens avancés permet d'accélérer la médecine. À condition que les résultats puissent être rendus aux personnes concernées.

Éthique et procréation

En 2016, au Canada, des familles ont intenté un procès à une banque de sperme après avoir découvert qu'un donneur, vanté pour ses qualités intellectuelles, souffrait de schizophrénie. L'histoire révèle que ses dons auraient permis la naissance de trente-six enfants au Canada, aux États-Unis et en Grande-Bretagne. Scandale dans des pays où l'argent est censé garantir l'obtention de spermatozoïdes de qualité. Cette situation est impensable en France où les dons de sperme et d'ovules sont anonymes et gratuits. Et où les centres dédiés, conscients que les troubles psychiatriques sont des maladies hautement génétiques, ont décidé d'exclure de la liste des donneurs les personnes ayant reçu un diagnostic de schizophrénie. Cette mesure se justifie par la volonté d'éviter la naissance d'un enfant atteint auprès d'un couple qui recourt à la procréation médicalement assistée après un long et éprouvant parcours lié à l'infertilité. Cette disposition vise à éviter la double peine. En revanche, le débat est plus complexe quand il s'agit d'exclure les donneurs au motif qu'ils sont apparentés au premier degré à une personne souffrant d'un trouble psychotique. Pour rappel, le risque tombe à 5 % pour l'enfant à naître : est-ce un surrisque acceptable ? La question n'est pas tranchée mais l'évolution va vers une plus grande tolérance. Par exemple, cette information pourra servir à apparier le donneur avec le couple receveur, en fonction de leurs antécédents respectifs. On en comprend par exemple l'intérêt pour des patients qui voudraient recourir à un diagnostic pré-implantatoire, alors qu'ils ont eux-mêmes été affectés par une anomalie génétique et une maladie psychiatrique. L'objectif est d'éviter une double peine : un parcours complexe et éprouvant qui aboutirait à la naissance d'un enfant néanmoins porteur d'un handicap.

Parmi les questions éthiques liées à la procréation, le dépistage systématique des anomalies génétiques est un sujet nouveau et il induit un changement conceptuel avec le diagnostic prénatal ou pré-implantatoire. Ces derniers ont été pensés initialement pour répondre à la demande d'un couple déjà éprouvé par la naissance d'un enfant porteur d'un handicap et désireux de ne pas vivre une deuxième situation similaire[5]. Ils ont été étendus pour les personnes déjà porteuses d'une anomalie génétique qu'elles ne voulaient pas transmettre. Progressivement, cette démarche s'est ouverte jusqu'à devenir un dépistage, c'est-à-dire la possibilité de proposer des tests à tous les couples, y compris à ceux qui ne s'étaient jamais posé la question d'une anomalie chez leur enfant. On connaît par exemple le dépistage de la trisomie 21, qui est proposé à toutes les femmes enceintes ; une échographie et des prises de sang permettent d'estimer le risque. Si celui-ci est élevé, une amniocentèse sera alors proposée pour établir définitivement si le fœtus est porteur d'une trisomie 21. Une interruption de grossesse est alors proposée. Une nouvelle technique d'analyse génétique du fœtus est désormais possible. Pendant la grossesse, l'ADN du fœtus passe dans le sang de la mère. Cet ADN est dit « circulant ». Il s'agit d'une faible quantité mais c'est suffisant pour réaliser des analyses génétiques. Le bénéfice par rapport à l'amniocentèse est évident car il s'agit d'une technique moins invasive : au lieu d'insérer une aiguille dans le ventre maternel, une simple prise de sang suffit. Avec l'essor de ce type de tests, faciles à mettre en œuvre, la question d'un dépistage d'autres maladies génétiques se pose de manière plus intense. Pour l'instant, la France est attentiste mais d'autres pays, comme la Belgique, ont franchi le pas. Dans ce pays, certaines CNV peuvent être systématiquement recherchées, dont par exemple la fameuse délétion 22q11. Au-delà des questions techniques qui restent à améliorer, le débat éthique est intense : doit-on proposer à chaque femme enceinte de chercher cette délétion chromosomique alors que l'effet chez l'enfant sera extrêmement variable ? Certains patients avec la délétion 22q11 présentent des troubles très légers qui ne les empêchent pas de vivre, de faire des études, de travailler, d'avoir une vie sociale et amoureuse. D'autres en revanche sont très handicapés, nécessitant de multiples opérations cardiaques, un accompagnement médical et social important. Comment prendre une décision aussi difficile qu'une interruption de grossesse sans connaître le pronostic de son futur enfant ? Si près d'un quart développeront une schizophrénie, ce risque justifie-t-il de ne pas poursuivre la grossesse? D'autant que la schizophrénie est une maladie pour laquelle des traitements sont disponibles, que le rétablissement est de plus en plus une réalité, et que la recherche en psychiatrie laisse entrevoir de nombreux espoirs de progrès dans les années futures. Pour autant, cette maladie peut sembler plus effrayante à des parents qu'une malformation cardiaque dont ils ont l'impression qu'une opération réglera le problème. L'annonce d'un risque neuropsychiatrique effraie bien davantage que l'atteinte d'un autre organe.

Le dépistage néonatal est différent mais pose d'autres questions éthiques. Il s'agit cette fois de chercher les maladies génétiques chez le nouveau-né. L'idée n'est pas d'empêcher l'arrivée d'un enfant avec une anomalie mais de la détecter le plus tôt possible afin de mettre en place une prévention ou un suivi adapté. Objectif louable qui a conduit historiquement à la réalisation du test de Guthrie, dès la naissance. Il est ainsi proposé de prélever quelques gouttes de sang sur le nouveau-né et de les placer sur un buvard. Depuis le 1er janvier 2023, les analyses portent en France sur treize maladies dont la phénylcétonurie, maladie emblématique pour laquelle un régime alimentaire prévient les complications neuropsychiatriques. La question est désormais d'utiliser des tests génétiques à la naissance pour définir le risque de développer d'autres maladies traitables. Cette stratégie permettrait de rechercher plus d'une centaine de maladies et de mettre immédiatement en œuvre des prises en charge. On en comprend la pertinence du point de vue de l'individu et de la santé publique. Mais d'autres buts pourraient également être poursuivis, comme la conservation de ces informations pour des usages médicaux ultérieurs ou pour obtenir le profil pharmacogénétique afin d'adapter les traitements à tous les âges de la vie. Cette extension n'est possible que si les données sont stockées dans les dossiers médicaux pour pouvoir servir à tout moment. Stratégie qui cache des questions éthiques non résolues[6]. La question du consentement de l'individu est balayée ; si la quasi-totalité des enfants ont des tests génétiques à la naissance, cela revient à remplacer le consentement individuel par celui de leurs parents. On ne choisit pas son prénom, on ne choisirait pas non plus de faire un test génétique. Le droit de ne pas savoir disparaît. Une autre conséquence est que l'information génétique est nécessairement partagée avec ses parents, perdant son caractère confidentiel. Enfin, les tests ne risquent-ils pas de provoquer des conséquences néfastes pour les porteurs asymptomatiques ? Commencer sa vie avec une anomalie prédisposant à une schizophrénie peut conduire les parents à modifier la relation à leur enfant, à induire des renoncements. Le risque est de voir ces tests entraîner un fardeau inutile au lieu d'être un outil de prévention. Ils peuvent même générer du stress, facteur jouant lui-même un rôle dans l'émergence des symptômes psychiatriques. Enfin, il n'est pas impossible que ce dépistage aggrave la stigmatisation, conduisant à une mise au ban d'enfants suspects d'évoluer vers une maladie mentale.

La médecine est fondée sur la balance entre le bénéfice et le risque. L'art médical revient à soupeser : le traitement va-t-il améliorer significativement les symptômes ? En contrepartie, quels sont les effets secondaires possibles ? S'abstenir est-il plus préjudiciable que d'essayer ? La génétique procède du même raisonnement : elle alterne entre des promesses de lendemains meilleurs et des questions nouvelles pour la société et l'individu. Au sein de ces réflexions éthiques, la psychiatrie trouve une place singulière. Les troubles psychiatriques, pourvoyeurs de difficultés psychiques, nécessitent des ajustements par rapport au droit commun. L'implication des familles, la mise en place d'outils explicatifs, l'attente d'une amélioration symptomatique permettent de contourner la majorité des problèmes. L'expérience montre que les patients et les familles sont très enthousiastes à l'idée de réaliser des tests, que ça soit dans le cadre clinique ou pour participer à l'approfondissement des connaissances scientifiques. Il est surprenant de voir à quel point les enjeux sont généralement bien compris et, fréquemment, les demandes devancent les réticences des médecins.

8

LES FREINS À LA PSYCHIATRIE GÉNÉTIQUE

La peur n'évite pas le danger

Lorsque je me suis lancé dans la génétique psychiatrique, certains collègues m'ont mis en garde : diffuser l'information que la schizophrénie est hautement génétique peut être à double tranchant. Le risque est grand d'effrayer les proches déjà accablés par la maladie mentale. En effet, en dévoilant le rôle des gènes, n'induit-on pas l'idée qu'un spectre rôde autour de la famille et peut frapper de nouveau ? Ne vaut-il alors pas mieux garder les personnes dans l'ignorance ?

En 2019, à l'occasion de la thèse du Dr Mélisande Sansen, nous avions diffusé un questionnaire en ligne[1]. Sur 118 psychiatres interrogés, seuls 6 % n'avaient jamais été questionnés par les familles sur le risque de transmission génétique des maladies psychiatriques. Plus de 45 %

étaient fréquemment ou très fréquemment interrogés à ce sujet. Il s'agit donc d'une question récurrente au cours des consultations. Les familles touchées par la schizophrénie semblent déjà largement conscientes du poids de l'ADN dans cette maladie. Dans une société où tout est à portée de clic, impossible de dissimuler une telle information !

Il est même probable que cette statistique soit sous-évaluée, certaines familles pouvant s'autocensurer et ne pas oser en parler avec leurs médecins. Il est difficile de quantifier ce tabou. Pour en faire une estimation grossière, il est plus simple de comptabiliser le nombre de personnes ayant consulté pour des tests génétiques mais n'ayant pas finalisé le processus. Dans notre équipe, cela représente moins de 10 % des cas. Bien sûr, les causes d'abandon peuvent être multiples mais cela indique toutefois que le renoncement à réaliser des tests est assez faible. Il est important d'avancer selon le rythme du patient et de sa famille. Il est d'ailleurs prévu dans les consentements aux tests génétiques que le patient puisse revenir à chaque instant sur sa décision. Respecter la temporalité permet de s'assurer que les analyses seront perçues positivement et ne remueront pas d'émotions négatives.

Il n'y a pas de statistiques sur le ressenti des patients et des familles concernant les tests génétiques. Cependant, je n'ai jamais eu de retour négatif au cours d'une conférence sur le sujet ou d'une consultation. Aucune famille ne m'a indiqué que leur inquiétude se trouvait décuplée après avoir été informée des nouvelles connaissances génétiques. Il est vrai que les personnes faisant la démarche de se renseigner sont prêtes à en apprendre davantage sur cette thématique et qu'il est difficile de savoir ce que dirait une famille qui recevrait cette information sans y avoir été préparée. Pourtant, cette légitime question est le premier pas vers une meilleure compréhension du trouble pour l'entourage, vers l'amélioration de la prise en charge, voire vers la prévention. Connaître son risque génétique permet d'en discuter sereinement, d'agir sur les risques environnementaux et d'intervenir plus rapidement en cas de symptômes débutants. Lorsque des collègues ont analysé le parcours de soins de jeunes patients dans notre hôpital, il était frappant de constater que l'histoire familiale ne conduisait pas à raccourcir le délai avant de venir consulter ! Un peu comme si la connaissance acquise était contrecarrée par le refoulement. La peur n'évite pas le danger : ignorer la question génétique n'est pas un moyen de prévention !

À l'inverse, crever l'abcès peut se révéler bénéfique. Certaines familles mettent en place une surveillance exagérée des frères et des sœurs ; chaque conflit, chaque difficulté de la vie quotidienne, chaque banalité inhabituelle est interprétée comme le symptôme d'une maladie psychiatrique débutante. Entrer dans le détail génétique peut être rassurant. Sans connaissance de l'anomalie génétique, les statistiques de risque montrent qu'il y a plus de chances pour les autres membres de la famille d'être épargnés que de développer une schizophrénie. Si l'anomalie est déjà identifiée, le risque peut être calculé et testé ; il peut même redescendre à celui de la population générale si la fratrie ne partage pas l'anomalie génétique ! Voilà de quoi être pleinement rassurant !

Cette dédiabolisation de la génétique psychiatrique a conduit plusieurs proches à prendre contact avec notre équipe. Ces personnes, parfaitement saines sur le plan psychique, désiraient nous rencontrer pour discuter de leur histoire familiale et des potentielles conséquences sur elles-mêmes ou pour leur futur enfant. Certaines avaient même envisagé de renoncer à leur projet de grossesse en raison d'un parent souffrant de maladies psychiatriques. Après discussion et éclairage, ce renoncement disparaît le plus souvent. Faire un enfant est toujours un pari mais l'absence de risque zéro n'empêche pas les couples de désirer un enfant. Si le risque augmente de quelques pourcents en cas d'histoire psychiatrique dans la famille, cela doit-il conduire à s'abstenir de donner la vie ? Ces consultations, nouvelles dans le champ de la psychiatrie, sont une occasion de parler autrement de santé mentale, dans une perspective de prévention et d'accompagnement. Pour l'heure, peu de personnes sont au courant de cette possibilité de consultation préconceptionnelle.

La peur des familles constitue finalement un frein assez faible pour la mise en œuvre de la psychiatrie génétique. C'est plutôt l'absence de discussion et le tabou qui pèsent sur ces maladies qui peuvent être sources d'angoisse. Les explications rationnelles permettent le plus souvent de rassurer, voire de déployer des mesures préventives. Les familles ont donc tout à fait intérêt à questionner directement les médecins.

Les impensés de la psychiatrie

Le questionnaire en ligne que nous avons réalisé avec le Dr Sansen donnait d'autres informations : 82,1 % des psychiatres interrogés affirmaient ne pas avoir eu une formation suffisante en génétique. Pourtant, les répondants étaient plutôt de jeunes collègues : 34,7 % étaient des internes et 46,6 % étaient des médecins exerçant depuis moins de dix ans. Le manque de formation en psychiatrie génétique durant le cursus médical est donc toujours d'actualité. Les maladies psychiatriques étant parmi les maladies les plus héritables[2], il serait pourtant légitime de mettre en place des enseignements dédiés. Dans d'autres disciplines, les étudiants en médecine apprennent à rechercher systématiquement les antécédents familiaux de diabète, d'infarctus ou d'accident vasculaire cérébral pour établir le risque cardiovasculaire d'un patient. À partir de ces informations, le futur professionnel de santé devra être en mesure de connaître le suivi spécifique et de prodiguer des conseils hygiénodiététiques, notamment l'arrêt du tabac. En revanche, l'importance de rechercher une schizophrénie dans la famille d'un jeune qui vient consulter pour des difficultés psychiques à l'adolescence est encore trop rarement enseignée. Pourtant, les mêmes principes médicaux s'appliquent : ce jeune appartient à la catégorie des personnes à risque familial et pourrait bénéficier d'une surveillance accrue et d'une prévention, notamment concernant l'usage de cannabis. Pourquoi ce qui est reconnu dans le reste de la médecine est-il négligé en psychiatrie ? Bien sûr, les pratiques changent peu à peu et les médecins recensent de plus en plus souvent les antécédents psychiatriques de la famille du patient. Cependant, lorsqu'ils sont recherchés, ceux-ci sont rarement indiqués sous la forme d'un arbre généalogique, bien que nécessaire pour raisonner sur le mode de transmission. Le psychiatre se contente d'en établir la liste, conscient qu'il y a là une information importante, mais sans la transformer en information utile. C'est pourtant essentiel pour interpréter le résultat d'un test génétique ou évaluer le risque pour les proches et les futurs enfants. Tout se passe comme si la génétique était vue comme un domaine de recherche intéressant – ce qu'elle est indubitablement – mais que son utilité pratique n'était pas pleinement perçue.

Les professionnels du soin méconnaissent les possibilités offertes par la génétique psychiatrique. Dans notre questionnaire précité, près d'un tiers des psychiatres n'étaient pas prêts à prescrire de tests génétiques. Les trois quarts justifiaient cela par le fait de ne pas savoir comment procéder et la moitié disaient qu'ils ne savaient interpréter les résultats. On peut évidemment comprendre qu'un psychiatre, s'estimant non ou mal formé, ne souhaite pas s'impliquer directement dans une démarche qui peut sembler hors de sa spécialité. Cependant, très peu des personnes interrogées pensaient à adresser le patient à un confrère puisque seuls 12,8 % disaient orienter leurs patients vers un généticien. Peu de psychiatres connaissent l'existence des centres de référence ou de compétence pour les maladies rares à expression psychiatrique. Il faut dire que la psychiatrie n'est pas une discipline habituée à adresser les patients pour des avis très spécialisés. Avec l'avancement des connaissances, les neurologues se sont réparti les grandes maladies : certains s'occupent des nerfs périphériques, d'autres du cerveau ; certains s'intéressent aux accidents vasculaires cérébraux tandis que d'autres prennent en charge les maladies neurodégénératives. En revanche, les psychiatres continuent de prendre en charge tous les troubles, ne se séparant seulement qu'entre pédopsychiatres et psychiatres d'adultes. Dans une spécialité qui se développe très rapidement et où les méthodes évoluent, il devient difficile de maîtriser l'ensemble des connaissances nécessaires. D'autres systèmes, plus collaboratifs et fondés sur des réseaux de soin, émergent mais les habitudes de travail en solitaire perdurent. Bien souvent, c'est le patient ou la famille qui sollicite l'avis et demande à être adressé à un psychiatre spécialisé. Dans notre centre de référence, la moitié des patients sont ainsi venus d'eux-mêmes ou sur les conseils d'une association de malades ; l'autre moitié sont adressés par des généticiens, des neurologues, des endocrinologues, des internistes… Et par des psychiatres dans un cas sur cinq seulement ! Même dans cette dernière situation, c'est souvent le patient ou sa famille qui a sollicité cet adressage. Beaucoup d'entre eux ont un parcours jalonné d'avis médicaux divers, reflétant les difficultés à comprendre leur pathologie qui échappe à toute classification. Les maladies génétiques étant à l'origine de formes de schizophrénie posant les plus grands défis diagnostiques et thérapeutiques, ce sont pourtant celles où la réalisation de tests génétiques est la plus nécessaire pour préciser le diagnostic moléculaire et proposer des pistes d'accompagnement. Diffuser les connaissances et le savoir-faire en génétique psychiatrique, devenir des interlocuteurs identifiables sont donc des enjeux pour améliorer les soins.

La réticence est aussi idéologique. Certaines chapelles, ancrées dans le concept de la dualité corps/esprit, nient la part biologique des troubles psychiatriques. Bien souvent, la parole est, par définition, le seul traitement envisageable. Cette conception archaïque induit évidemment une perte de chance mais elle est, fort heureusement, de plus en plus minoritaire. D'autres orientations considèrent que seule la clinique doit primer et que les examens complémentaires, s'ils peuvent s'avérer utiles pour réorienter les patients vers d'autres spécialités, ne font pas partie intégrante de la psychiatrie. Finalement, une imagerie cérébrale ne viserait qu'à éliminer une organicité et à orienter le patient vers un neurologue plutôt qu'à s'en occuper soi-même. Ainsi, le psychiatre ne devrait traiter que des maladies « pures » de l'esprit, si tant est qu'elles existent. Cela me rappelle un confrère qui refusait de revoir une patiente qu'il avait pourtant suivie pendant de nombreuses années mais chez qui nous venions de découvrir une anomalie génétique. Puisque la matérialité de ses difficultés était prouvée, il s'estimait incompétent pour poursuivre la prise en charge… C'était pourtant bien la même patiente, présentant les mêmes symptômes. La seule différence était d'avoir fait un test génétique !

Les frontières entre disciplines sont un frein au développement de méthodes à la croisée des chemins. Selon le bon mot de l'écrivain américain Ambrose Bierce, « un spécialiste, c'est quelqu'un qui sait tout sur quelque chose et rien sur tout le reste». L'explosion des connaissances médicales a forcé les médecins à se spécialiser et les empêche de suivre l'évolution du reste de la médecine. Pourtant, l'innovation naît régulièrement du dialogue entre les spécialités. Une prise en charge peut se nourrir d'avancées dans d'autres domaines. S'il est aujourd'hui possible de placer des électrodes dans certaines zones du cerveau pour traiter certaines formes sévères de trouble obsessionnel compulsif, c'est grâce aux neurologues qui ont mis au point la stimulation cérébrale profonde dans la maladie de Parkinson! Ce nécessaire décloisonnement entre spécialités est encore plus compliqué avec la génétique, qui connaît des avancées faramineuses, difficiles à suivre pour qui en est éloigné. Une décennie suffit à dépasser les bases acquises lors des études médicales. Le changement de pratiques vient évidemment de la formation continue. Mais dans une spécialité qui se révolutionne régulièrement, l'effort de mise à niveau est colossal! Les congrès médicaux jouent un rôle prépondérant dans cette réactualisation des connaissances mais entre assister à une conférence et être capable de prescrire et d'interpréter un résultat génétique, il y a un monde. Nul doute que l'arrivée des nouvelles générations, formées à une médecine différente, viendra modifier les pratiques: les échanges avec les internes et les jeunes collègues démontrent d'ailleurs régulièrement leur soif insatiable de formation dans le domaine de la psychiatrie biologique.

Le temps long de l'implémentation

À première vue, tout le monde conviendra que des résultats scientifiques très prometteurs devraient rapidement être utilisés pour la pratique clinique. Après tout, l'amélioration des soins n'attend pas ! Et pourtant, il existe des raisons de ne pas se précipiter sur les innovations. La crise de la Covid-19 l'a rappelé : certains médicaments, prétendument révolutionnaires, n'ont finalement jamais démontré leur efficacité. Sans aller jusqu'à des cas extrêmes de fraude ou d'inconduite scientifique, c'est le propre de la recherche d'explorer et de se tromper. La science erre d'un résultat à l'autre jusqu'à obtenir un consensus académiquement admis. Les scientifiques ne doivent pas céder aux sirènes de l'opinion. Combien de fois voyons-nous des articles de presse ou des reportages télévisuels indiquant qu'« une étude dit que... ». Ce type de résultat est à prendre avec circonspection. Le risque de biais ou de résultats faussement positifs invite à la prudence et nécessite des études de réplication. Lorsque plusieurs expériences convergent vers un résultat similaire, la confiance augmente. C'est pourquoi les méta-analyses sont des études qui ont un niveau de crédibilité plus élevé car elles agrègent des résultats indépendants. Les données issues de grandes cohortes sont plus fiables que la description de quelques histoires individuelles. Il est donc nécessaire, après une première étude prometteuse, de confirmer les résultats avant de crier victoire. Et d'y regarder à deux fois avant de modifier les soins.

Mais un autre mécanisme ralenti la généralisation du transfert entre recherche et pratique médicale. Les données obtenues dans la recherche reposent parfois sur des populations différentes de celles qui seront prises en charge. La génétique ne fait pas exception. Pour comparer des groupes de patients souffrant de schizophrénie et des témoins non malades, les études comprennent des critères de sélection. Par exemple, il est souvent prévu que les témoins n'aient pas d'antécédents familiaux de schizophrénie qui pourraient réduire les chances statistiques de détecter des différences. En revanche, il est impensable d'exclure des personnes de la pratique médicale. C'est d'autant moins pertinent que l'objectif le plus intéressant en médecine n'est pas de différencier des malades et des personnes saines, car cela se fait aisément avec un peu d'expérience, mais plutôt d'essayer d'identifier, au sein de personnes qui consultent pour des difficultés, celles qui sont les plus à risque de développer une schizophrénie. Ce type de stratégie est plus difficile à mettre en place. La pratique médicale est donc différente des conditions du laboratoire et ces divergences peuvent modifier les résultats. Entre théorie parfaite et réalité du terrain, un fossé existe, qui nécessite de développer des études spécifiques.

Des procédures supplémentaires sont donc nécessaires pour valider l'intérêt de l'innovation et discuter des modalités de mise en place. Il s'agit de démontrer l'importance de la méthode, la nécessité de la proposer aux patients, ainsi que son innocuité. La balance bénéfice/risque sert aussi d'argument pour la prise en charge financière. Si le service rendu n'est pas jugé suffisant, le remboursement pour le patient sera peu élevé, voire le dispositif ne sera pas commercialisé. La génétique n'échappe pas à ce débat mais sa spécificité, reconnue de longue date, a permis de la financer par d'autres moyens que la Sécurité sociale. Ainsi, il est possible de prescrire des analyses chromosomiques par puce à ADN (ACPA) gratuitement pour plusieurs dizaines de milliers de patients depuis de nombreuses années, alors que la Haute Autorité de santé vient seulement de se positionner en faveur de son utilité dans les troubles du neurodéveloppement... en 2023[3] ! De même, le plan France médecine génomique 2025 a accepté de mettre en place le séquençage de génome dans certaines formes de schizophrénie, afin de faire la démonstration concrète de l'intérêt de ce test génétique. Cette stratégie permettra de faire la preuve rétrospective de son intérêt et de fournir des informations aux décideurs politiques pour une mise en place généralisée. Le temps du débat politique n'est pas celui de la science ni de la médecine.

Une fois que les décisions sont prises, la mise en place pratique induit un délai supplémentaire. Comme nous l'avons vu précédemment, les médecins doivent se former aux nouvelles pratiques. Les centres capables et désireux de mettre en œuvre ces nouvelles stratégies sont peu nombreux, ce qui crée un goulot d'étranglement. Si les listes d'attente s'allongent, nous sommes encore loin, en psychiatrie génétique, des délais pour obtenir des tests génétiques dans d'autres spécialités. Une stratégie pour accélérer le processus est de diffuser largement les savoir-faire à l'échelle du territoire. En augmentant le nombre de psychiatres pouvant organiser les tests génétiques et le nombre de médecins biologistes capables de les interpréter, davantage de patients pourront en bénéficier dans des délais acceptables. Voilà pourquoi l'un des enjeux est d'attirer et de former des collègues à cette belle dynamique de la psychiatrie génétique !

Un horizon à élargir

Au cours d'un projet regroupant des généticiens, des psychiatres, des conseillers en génétique et des scientifiques de trente-cinq pays européens, nous avons réalisé une cartographie des pratiques en génétique psychiatrique à l'échelle du continent[4]. Pour cela, nous avons diffusé un questionnaire auprès de professionnels impliqués dans ce domaine. Parmi les 181 réponses reçues, 85 % disaient ne pas rencontrer de difficultés pour prescrire des tests génétiques à leurs patients. Les statistiques montraient toutefois une disparité entre les maladies : les tests pouvaient être prescrits à des patients ayant des troubles du neurodéveloppement (par exemple, en cas d'autisme) dans 65 % des cas, mais seulement dans un quart des cas pour ceux souffrant d'une maladie psychiatrique. Ce déficit concernait tous les types de tests génétiques : ACPA, séquençage d'un panel de gènes, d'exome ou de génome. Parmi les collègues ayant accès à cette possibilité, les deux tiers prescrivaient moins de cinquante tests par an. La pharmacogénétique était proposée dans seulement 15 % des cas. Ces chiffres reflètent le retard considérable en génétique psychiatrique par rapport aux autres situations, notamment celle des troubles du neurodéveloppement. Une lecture plus optimiste de cette cartographie démontre que la majorité des collègues ont la possibilité de réaliser ces tests. Les pays où le coût des tests génétiques n'était pas couvert par les pouvoirs publics réalisaient globalement moins de tests. Cependant, cela n'était pas le cas pour les maladies psychiatriques où la prise en charge financière n'influençait pas le niveau de prescription des tests. Les freins sont donc à chercher ailleurs que dans l'accès ou dans le financement des tests. Certains médecins interrogés pointaient plutôt le risque de stigmatisation et l'absence d'impact sur les soins. Il est donc clair que les bénéfices exposés dans ce livre ne sont pas encore massivement perçus. S'il est évident que les tests permettent d'améliorer le conseil génétique pour les apparentés, il faut signaler que moins de la moitié des généticiens se disaient en mesure de fournir du conseil génétique pour les maladies psychiatriques. Ainsi, même des professionnels sensibilisés à la génétique se sentaient inconfortables dans le domaine de la psychiatrie génétique.

La majorité des réponses faisaient apparaître le manque de formation. Dans la quasi-totalité des pays, aucune recommandation n'était disponible pour guider les médecins. Le besoin de guides de bonne pratique était criant pour les deux tiers des répondants et la nécessité de développer des formations spécialisées était reconnue par les trois quarts d'entre eux. Ces besoins se faisaient sentir pour toutes les catégories de professionnels interrogés ; 80 % des psychiatres jugeaient même qu'il faudrait proposer des formations continues pour ceux déjà en exercice. Un effort a pourtant été fait par la Société internationale de psychiatrie génétique qui a édité des règles[5]. Cependant, ces préconisations sont restées générales et, dans certains cas, il a été difficile d'atteindre un consensus. Cela tient au fait que la génétique est en constante expansion et donne l'impression de courir pour rattraper les avancées de la recherche. Lorsque des guides sont diffusés, ils sont rapidement dépassés et doivent être constamment mis à jour. Ainsi, lorsque la Société internationale publie son texte en 2019, elle explique qu'il n'y a pas assez d'études d'ampleur sur le séquençage en psychiatrie. Moins de trois ans après, des consortiums internationaux publient des données portant sur 25 000 patients avec schizophrénie, 14 000 patients souffrant de trouble bipolaire et près de 100 000 contrôles !

L'autisme a ouvert la voie et a permis d'importer de nouvelles méthodes d'analyse et de nouveaux concepts génétiques. La schizophrénie est désormais un domaine en pleine ébullition et les collègues se convertissent progressivement à la pratique de tests génétiques. La prochaine étape sera certainement d'élargir cette approche à d'autres troubles, en particulier les troubles bipolaires, qui partagent une héritabilité forte et même des gènes en commun avec la schizophrénie ! Récemment, des mutations dans le gène *AKAP11* ont été identifiées comme étant associées à la bipolarité[6]. Si les psychiatres et généticiens n'ont pas encore admis que les tests génétiques étaient à envisager dans cette maladie, nul doute que les stratégies mises en place dans la schizophrénie seront prochainement étendues dans d'autres troubles.

La génétique psychiatrique, par son aspect non figé, rend les discussions passionnantes, bouleverse régulièrement les techniques proposées aux patients, mais peut s'avérer difficile à suivre pour des professionnels n'ayant pas un contact direct avec la recherche.

9

LA RECHERCHE D'AUJOURD'HUI EST LA MÉDECINE DE DEMAIN

Alors que les avancées commencent à sortir des laboratoires pour rejoindre les hôpitaux, la génétique psychiatrique du futur est déjà en cours d'expérimentation. Elle porte la promesse d'une exploration toujours plus avancée et rapide de notre génome, nous invitant à étudier de nouveaux types de variants. Elle soulève des questions philosophiques nouvelles, trouvant un nouveau terrain de jeu avec la quête inlassable de l'origine de notre humanité, ou dialectisant la réponse à l'éternelle question de l'inné et de l'acquis. S'il est impossible de prévoir les découvertes, nous pouvons toutefois entrouvrir la porte aux possibles réalisations et paradigmes de demain.

Les méthodes du futur

On pourrait naïvement penser que le séquençage de génome viendrait clore le cycle d'innovations techniques en génétique. Après tout, nous avons la capacité de lire l'ensemble du livre de la vie, de suivre chaque lettre et de décoder les erreurs. Mais c'est sans compter sur les régions difficiles d'accès, les variants encore inexplorés et l'immensité qui reste à déchiffrer au-delà des gènes. Le développement de nouvelles méthodes moléculaires demeure d'actualité et nécessite en parallèle des avancées de la bio-informatique.

Lorsque l'on évoque actuellement le séquençage de génome, on oublie généralement de préciser que celui-ci repose sur la méthode des petits fragments. Pour pouvoir être lu, l'ADN a besoin d'être découpé en morceaux. Généralement, chaque morceau correspond à 150 lettres. Une fois le morceau décrypté, il est nécessaire de le réassembler avec ses voisins pour obtenir la séquence complète. Un peu comme si nous étions incapables de lire un livre entier et qu'il nous fallait en arracher chaque page, puis les lire toutes dans le désordre pour reconstituer ensuite le message. Dans la manœuvre, il nous arriverait de manquer des mots – en particulier ceux proches de la pliure de l'ouvrage – et nous pourrions ainsi passer à côté de certaines subtilités. Le séquençage de génome actuel permet d'étudier autour de 95 % de notre ADN. Les 5 % restants représentent tout de même 300 millions de lettres !

D'autres techniques ont été mises au point pour éviter d'avoir à découper l'ADN. Elles reposent sur l'analyse de longs fragments. Une première méthode consiste à transformer l'ADN en une boucle de 10 000 nucléotides avant de la séquencer. Une autre stratégie le fait passer dans un trou au sein d'une membrane : chaque fois qu'un nucléotide se présente devant le trou, le système génère un faible courant électrique qui permet de connaître la lettre correspondante. Ainsi la molécule d'ADN progresse dans l'orifice, nucléotide par nucléotide, comme si l'on lisait en plaçant le doigt successivement sous chacune des lettres. L'appareil permettant cette lecture est un bijou de technologie contenu dans une grosse clef USB et pouvant être directement reliée à un ordinateur ! Cette miniaturisation commence à rendre possible la sortie des instruments du laboratoire. L'analyse bio-informatique pouvant se faire dans un cloud*, aucune puissance de calcul n'est nécessaire localement. Des médecins confrontés aux situations d'urgence ont testé cette stratégie pour obtenir des résultats en moins de huit heures[1] ! Bientôt, il sera vraisemblablement possible de transporter l'appareil partout et d'analyser l'ADN au lit du patient aussi simplement que l'on réalise une échographie ou une prise de sang. Il faut tempérer cet enthousiasme par un risque d'erreur lors du séquençage qui est plus élevé que pour la méthode des courts fragments, expliquant pourquoi celle-ci reste encore une référence. Les méthodes en longs fragments demeurent, pour l'instant, du domaine de la recherche.

---

* Un cloud, ou service en nuage, consiste à utiliser, à la place d'un système local, des serveurs informatiques sur Internet pour stocker, gérer et traiter des données à distance.

Si nous ne sommes pas au bout des méthodes moléculaires, nous sommes également loin de comprendre l'ensemble de notre génome. En réalité, en analysant les gènes, nous n'en étudions que quelques pourcents et ignorons l'ADN non codant. Nous sommes semblables à des navigateurs qui ne perçoivent que la face émergée de l'iceberg. Mais sous la surface, se cachent des régions qui n'attendent que d'être explorées. On ne peut s'empêcher d'avoir une sorte de vertige en pensant à l'immensité de tout ce qu'il nous reste à découvrir. Nous ne sommes capables d'interpréter qu'une infime partie de la génétique. Si cette infime partie nous permet d'ores et déjà d'expliquer un nombre significatif de formes de schizophrénie, imaginons les progrès auxquels nous serions confrontés si nous pouvions révéler tout ce qui demeure inconnu. Pas de recette miracle : pour avancer, il faut s'armer de patience et tenter de découvrir, pas à pas, chaque type de région non codante, décryptant le code génétique comme s'il s'agissait de hiéroglyphes. Dans ce domaine, la pierre de Rosette est faite de silicium : des algorithmes analysent les séquences, détectent des successions de lettres et testent des hypothèses. Par exemple, une séquence de quatorze lettres (CCGCGNGGNGGCAG, où N peut être remplacée par n'importe quelle lettre A, T, C ou G) correspond à une zone de fixation d'un facteur de transcription codé par le gène *CTCF*. Lorsque ce facteur se fixe sur ces régions, il crée des boucles d'ADN agissant comme le nœud d'un lacet de chaussure. Il y a plusieurs dizaines de milliers de sites sur le génome humain et donc d'innombrables combinaisons de boucles possibles. Par analyse informatique, une équipe chinoise a montré que plusieurs polymorphismes associés à la schizophrénie correspondaient en réalité à des sites de fixation de CTCF[2] : la modification de la séquence d'ADN non codant pourrait empêcher la fixation de ce facteur de transcription et sa possibilité de créer des boucles, modifiant ainsi l'expression des gènes à proximité. Tout se passe comme si l'on bloquait une ville en abîmant la piste d'atterrissage de son aéroport. L'espèce humaine compte environ 1 400 facteurs de transcription et probablement autour de pistes d'atterrissage qu'il va être nécessaire de repérer. Il est évidemment impossible de le faire manuellement. Par chance, les développements informatiques concomitants nous promettent des stratégies toujours plus rapides et performantes. Notre compréhension du vivant va désormais de pair avec les avancées de la bioinformatique. Il s'agit d'extraire l'information pertinente parmi des milliards de lettres et une quasi-infinité de combinaisons possibles. Les chercheurs en biologie moléculaire ont de plus en plus à voir avec des informaticiens.

Évidemment, avec cette évolution vers l'informatisation et le big data, la question du stockage et de la manipulation des fichiers n'est pas triviale. En moyenne, un séquençage d'exome représente quelques gigaoctets, ce qui équivaut à la taille d'un film sur un DVD. En revanche, un séquençage de génome pèse plusieurs dizaines de gigaoctets et un séquençage en longs fragments près d'un téraoctet ! Les nouvelles machines de séquençage génèrent ainsi plusieurs centaines de TO par jour ! Heureusement, il est possible de recourir à du stockage sous forme de bande magnétique et, ironie du sort, sous forme d'ADN ! Plusieurs entreprises, dont Microsoft, ont ainsi créé la DNA Data Storage Alliance. En 2020, l'une de ces entreprises, Twist Bioscience, a marqué les esprits en stockant dans de l'ADN l'intégralité d'un épisode d'une série Netflix. La vie rejoint la fiction ; la biologie inspire l'informatique du futur.

Les bégaiements de l'ADN

Les nouvelles techniques pourraient s'avérer très intéressantes lorsque aucune mutation n'a été identifiée par les stratégies usuelles. En particulier, les méthodes en longs fragments sont bien meilleures pour détecter certains types de variants comme les expansions de nucléotides. En certains endroits, l'ADN se met à bégayer et des successions de quelques lettres se répètent à la suite les unes des autres. L'exemple emblématique est le syndrome du X fragile qui explique 1 % des cas d'autisme. Au niveau du gène *FMR1* situé sur le chromosome X, trois nucléotides CGG se suivent. Généralement, une trentaine de répétitions sont présentes à cet endroit. Mais il arrive que la machine s'emballe et que le nombre de répétitions explose ! Lorsqu'il dépasse 200, le gène ne fonctionne plus correctement et le chromosome X présente une cassure lorsqu'on l'examine au microscope, d'où le nom de la maladie – le syndrome de l'X fragile. Les personnes atteintes présentent des difficultés d'apprentissage scolaire et de compréhension des relations sociales, parfois de l'anxiété ou une dépression.

D'autres gènes sont dans le même cas de figure, notamment *HTT*, le gène impliqué dans la maladie de Huntington. Nous en avons déjà parlé car, historiquement, c'est le premier exemple décrit de maladie génétique humaine. Lorsque le nombre de répétitions des lettres CAG dépasse 40, des symptômes neuropsychiatriques apparaissent. L'âge de début est généralement entre 30 et 50 ans mais plus le nombre de répétitions augmente et plus la maladie commence jeune. Les patients présentent des mouvements anormaux, un déclin progressif de leurs fonctions cérébrales et des troubles psychiatriques et comportementaux. Les phénomènes psychiatriques peuvent même précéder les autres signes, rendant difficile le diagnostic initial. Une dépression et un manque d'énergie sont fréquents, et 10 % de ces patients présentent des symptômes psychotiques avec des délires et, plus rarement, des hallucinations.

Il est intéressant de constater que ces exemples font partie des premières maladies génétiques découvertes. Le gène *HTT* a été mis en évidence en 1983 ; le gène *FMR1*, en 1991. Dès la fin du XXe siècle, une littérature intense s'est développée autour de ces types de variants que l'on appelait alors des « microsatellites » ou des « minisatellites ». Les microsatellites sont des séquences répétées d'une à six lettres, comme dans le syndrome de X fragile ou la maladie de Huntington. Les minisatellites sont constitués de séquences de plus de six lettres. Beaucoup de ces minisatellites sont présents dans des gènes exprimés dans le cerveau et en particulier dans des gènes qui contrôlent les communications chimiques entre les synapses[3]. Par exemple, les gènes impliqués dans le métabolisme de la dopamine ou de la sérotonine, dont le fameux gène *COMT*, portent ce type de répétition. Les recherches en psychiatrie se sont donc intéressées très tôt à ces particularités génétiques. Toutefois, les techniques moléculaires ne permettaient alors que d'explorer ces répétitions de manière ciblée. Lorsque les méthodes modernes de séquençage ont pris le dessus, les analyses bio-informatiques n'ont pas été en mesure de les identifier. Elles ont alors été placées dans l'angle mort de la recherche scientifique. Un renouveau est en cours, lié au développement de nouvelles techniques d'analyse et de séquençage.

Ces nouvelles méthodes ont ainsi permis de poser un regard neuf sur ces variants. En 2022 et 2023, une équipe canadienne a ainsi publié coup sur coup deux articles montrant leur intérêt dans la schizophrénie. La première analyse génétique portant sur 257 patients avec schizophrénie a montré qu'ils avaient plus souvent des séquences répétées dans les exons des gènes que des sujets sans maladie psychiatrique[4]. Certains gènes concernés par ces anomalies étaient déjà connus dans la schizophrénie, apportant de la crédibilité à ces résultats. Dans la seconde étude, les mêmes chercheurs se sont penchés sur des données génétiques venant de plus d'un millier de patients suédois et autant de contrôles. Le taux de répétitions rares était 7 % plus élevé chez les patients avec schizophrénie que chez les individus non atteints. Là encore, ces répétitions touchaient des gènes impliqués dans le fonctionnement des synapses.

La prochaine étape est de mettre en place ce type d'analyses en pratique clinique. Ce passage de la recherche vers la clinique ne sera pas simple car il faudra mettre à jour les méthodes de séquençage, améliorer les logiciels d'analyse, développer des connaissances et des compétences pour interpréter ces variants.

L'original et les photocopies

Un mystère non résolu continue à défier les chercheurs étudiant les origines de la schizophrénie. Comment expliquer que les causes soient génétiques puisque l'ADN est fixé dès la grossesse mais que les symptômes surviennent à l'adolescence ? Nous ne sommes pas dans le même cas que l'autisme, autre maladie hautement génétique mais pour laquelle les difficultés sont visibles dès la toute petite enfance. Si l'on peut bien sûr rétorquer que certains symptômes sont présents assez précocement dans la schizophrénie puisqu'une large fraction des patients ont des particularités neurodéveloppementales, il n'en demeure pas moins qu'il s'agit d'une maladie à début retardé. En vérité, cela n'est pas entièrement surprenant puisque les formes génétiques de la maladie d'Alzheimer surviennent après plusieurs décennies. Mais dans ce cas, il s'agit d'une accumulation de protéines qui viennent dégrader peu à peu le cerveau. Rien de comparable dans la schizophrénie. Certains chercheurs ont avancé que des mutations génétiques pourraient ne pas être présentes à la naissance et se produire dans le cerveau des patients au cours de leur vie. En effet, des mutations touchant des gènes glutamatergiques ont été retrouvées à faible taux dans les neurones. L'ADN pourrait donc muter directement dans le cerveau et provoquer une schizophrénie[5]. Toutefois, on voit mal pourquoi ces mutations s'accompagneraient systématiquement d'un âge de survenue au cours de l'adolescence. Il est possible qu'elles expliquent une petite fraction des cas, mais il est difficile de généraliser ces résultats à l'ensemble des formes de schizophrénie, d'autant que des mutations sont aussi retrouvées dans des cerveaux de personnes indemnes.

Pour expliquer le début retardé de la schizophrénie, il est utile d'étudier la dynamique du génome. En réalité, si l'ADN est un livre, les différents gènes ne s'expriment pas au même niveau aux différents moments de la vie d'une cellule. L'expression d'un gène est mesurée par le niveau d'ARN messager produit. L'ARN est une molécule plus simple que l'ADN. On pourrait le comparer à des photocopies recto d'un livre. Il va pouvoir bouger dans la cellule et être transformé en protéines, celles-ci étant les véritables briques conduisant la cellule à assurer ses fonctions. En changeant la quantité de copies d'une page, on comprend que le message n'est pas le même et que le nombre de protéines fabriquées va être différent. Ce phénomène permet d'expliquer pourquoi toutes les cellules de l'organisme ne sont pas identiques alors qu'elles possèdent chacune le même ADN. Le cerveau est composé de nombreuses cellules : les neurones permettent la circulation des informations sous forme de signaux électriques mais sont entourés de cellules qui les soutiennent, les nettoient, les influencent… Chaque type de cellule nécessite des photocopies différentes : les neurones vont par exemple exprimer des gènes permettant de faire des synapses alors que d'autres cellules cérébrales, comme les oligodendrocytes, vont devoir produire des ARN pour fabriquer de la myéline qui permettra d'isoler électriquement les synapses et d'accélérer la transmission des informations. En outre, chaque neurone a une tâche distincte : les neurones excitateurs ont besoin de photocopies de gènes glutamatergiques pour remplir leur rôle alors que les neurones inhibiteurs nécessitent la production d'ARN de gènes GABAergique pour réduire la transmission électrique. Le cerveau est donc un organe où une multitude de cellules différentes se côtoient. Un peu comme une mosaïque où des carreaux de couleurs différentes finissent par former une image globale harmonieuse. Ici, la couleur de chaque carreau est codée par le nombre de photocopies des différents gènes.

Les neurones se multipliant très peu, la seule façon de modifier le fonctionnement du cerveau est de moduler leur rôle. La régulation de l'expression des gènes joue donc un rôle majeur dans toutes les fonctions cérébrales. Il faut sans arrêt allumer certains gènes et en éteindre d'autres pour apprendre un nouveau mot, réfléchir à une nouvelle tâche, changer de stratégie… Ce qui fait la richesse de cet organe est sa capacité à stocker durablement des informations, mais aussi à être flexible pour s'adapter à l'environnement. Cette restructuration constante, appelée « plasticité cérébrale », nécessite un réglage très fin de l'expression des gènes. Notre compréhension des changements incessants d'expression des gènes est balbutiante.

Les analyses mises en œuvre actuellement en médecine reposent uniquement sur le contenu du livre et non sur le niveau de photocopies générées. Avec la transcriptomique – véritable étude des copies générées –, c'est un nouveau champ qui s'ouvre pour la biologie.

L'adolescence est une période de grand remaniement du cerveau et s'accompagne de nombreux changements de l'expression des gènes cérébraux. Sous l'influence des hormones et de l'environnement, certaines synapses disparaissent tandis que d'autres sont renforcées. La myéline continue de se mettre en place, accélérant la transmission des informations à travers les différentes zones cérébrales. Les fragilités psychiques antérieures peuvent donc s'exacerber. En outre, durant cette période, le cerveau est plus sensible à des agressions extérieures, comme les drogues ou le stress psychosocial qui viennent perturber l'expression des gènes. Grâce à de nouvelles méthodes, il est techniquement possible de quantifier les ARN ; les plus récentes permettent même de mesurer leur niveau dans chacune des cellules ! En exposant des souris à du cannabis au début de l'adolescence, des chercheurs ont ainsi montré que l'expression de gènes impliqués dans la mise en place des axones ou la transmission chimique restait durablement perturbée à l'âge adulte[6]. Chez l'Homme, il est plus difficile d'explorer ces mécanismes à moins d'étudier des cerveaux de personnes décédées. Les informations qui commencent à être collectées sont tout de même infiniment précieuses pour comprendre le rôle des gènes dans les différentes zones cérébrales et les différentes cellules, dans des conditions normales et sous l'influence des maladies. Le consortium PsychENCODE a ainsi généré des données transcriptomiques à partir de plus de 2 000 cerveaux, dont 550 prélevés chez des patients ayant souffert de schizophrénie, permettant de décrire la cartographie cérébrale des anomalies d'expression des gènes. Loin de l'idée d'un gène unique, cet effort montre plutôt des processus impliquant des milliers de gènes, formant entre eux des réseaux. Il faut également ajouter que chaque gène peut posséder plusieurs isoformes. Ainsi, certaines copies ne contiennent pas l'ensemble de la page originale mais seulement certains paragraphes, complexifiant encore le système.

Des marque-pages sur le génome

Pour garder une trace des gènes à photocopier, la biologie a inventé des sortes de marque-pages qui demeurent sur l'ADN. Ce phénomène correspond à la méthylation de l'ADN, c'est-à-dire à l'ajout d'un groupe chimique composé d'un carbone et de trois hydrogènes (CH_3). Ces ajouts se font quasi exclusivement sur les lettres C quand elles sont suivies de la lettre G. Si la méthylation survient dans certaines zones d'un gène, elle peut moduler son expression. La plupart du temps, moins il y a de méthylation, plus le gène est exprimé et réciproquement. Une autre façon de moduler l'expression des gènes est de jouer sur la reliure du livre. Si le livre est facile à ouvrir, davantage de photocopies seront générées. Le degré d'ouverture est lié aux histones, des protéines autour desquelles s'enroule l'ADN. Certaines modifications chimiques sur ces histones peuvent détendre ou resserrer la molécule d'ADN qui devient alors plus ou moins accessible pour fabriquer des ARN. Enfin, un autre mécanisme permet aussi de jouer sur le nombre d'ARN fabriqués. Certaines photocopies correspondent en fait à des micro-ARN, c'est-à-dire des petits fragments qui ne codent pas de protéines, mais viennent se fixer sur d'autres photocopies et les détruire. C'est ce principe qui a été imité par les chercheurs pour fabriquer les oligonucléotides antisens dont nous avons parlé au chapitre 6. Ces trois mécanismes – méthylation de l'ADN, modification des histones et régulation par des micro-ARN – font partie de l'épigénétique.

Étymologiquement, l'épigénétique veut dire « sur la génétique », c'est-à-dire qui contrôle la génétique. Le terme désigne tous les mécanismes qui régissent l'expression des gènes sans modifier la séquence de l'ADN. Les traces laissées sont généralement stables au cours du temps. Elles peuvent même se transmettre lors de divisions cellulaires, expliquant pourquoi une cellule donne naissance à une cellule du même type en se divisant. Cependant, l'épigénétique peut être modifiée, notamment sous l'influence de l'environnement. Ce phénomène a été étudié dans les plantes à fleurs : l'ADN reste stable mais, selon les saisons, il est nécessaire de moduler l'expression des gènes qui contrôlent la floraison. Ainsi, le froid modifierait l'épigénome, évitant ainsi à la plante de se retrouver avec une fleur en hiver et de geler[7] ! L'épigénétique servirait d'explication aux interactions entre génétique et environnement. Récemment, des modifications de la méthylation d'une vingtaine de gènes ont été identifiées chez des patients ayant présenté une psychose débutante lorsqu'ils avaient été exposés à des traumatismes ou à des négligences dans l'enfance[8]. Notre équipe a aussi montré que des changements de méthylation de l'ADN ou de micro-ARN pouvaient survenir au cours de l'entrée dans la schizophrénie[9].

Les études restent souvent limitées par le fait que l'épigénétique varie d'un organe à un autre. En étudiant des prélèvements sanguins, il est difficile de rendre compte du fonctionnement cérébral. Toutefois, la méthylation de l'ADN a montré un intérêt comme épisignature afin de retracer l'exposition à des facteurs environnementaux. Ainsi, les enfants exposés au tabagisme pendant la grossesse conservent des modifications épigénétiques au niveau sanguin en grandissant[10]. Il est également possible d'utiliser la méthylation de l'ADN pour repérer des anomalies génétiques. En effet, certains gènes à l'origine de troubles neuropsychiatriques conduisent à une perturbation de l'épigénétique[11]. C'est par exemple le cas du syndrome de Tatton-Brown-Rahman qui donne un syndrome neurodéveloppemental et correspond à une anomalie du gène *DNMT3A*[12]. Des mutations dans ce gène qui gouverne la méthylation de l'ADN induisent logiquement une modification de l'épigénome. Plus de quarante maladies génétiques rares sont d'ores et déjà repérables par ce type de test de méthylation de l'ADN. L'intérêt majeur est d'aider à classer les variants de signification incertaine repérés lors du séquençage[13] :

si l'informatique ne permet pas de conclure qu'un variant de *DNMT3A* est à l'origine d'une maladie, la signature épigénétique le prouvera ! Pour avancer dans l'interprétation des données génétiques, l'intégration des informations transcriptomiques et épigénétiques est un atout majeur, permettant d'étudier l'impact du variant sur les mécanismes biologiques.

Répondre à la question de la pénétrance variable est un autre espoir permis par l'intégration de toutes ces données. Expliquer pourquoi certains individus porteurs d'une anomalie génétique échappent à la schizophrénie alors que d'autres en développent des formes sévères pourrait aider à mieux prédire l'avenir et à développer de nouveaux traitements. Nous avons comparé des individus porteurs de la délétion 22q11 et n'ayant pas de schizophrénie à d'autres ayant à la fois la délétion et une schizophrénie. D'après nos résultats préliminaires, cette variabilité d'expression serait liée à des différences épigénétiques au niveau de gènes synaptiques.

Au-delà des opportunités de développement de médicaments ciblant l'épigénétique, ce résultat est aussi de nature à relancer le dialogue entre les partisans de l'inné et de l'acquis. S'il est indéniable que la génétique est à la base des troubles psychiatriques, la part de hasard épigénétique ouvre la voie à l'espoir. Le développement d'une schizophrénie ne semble pas inéluctable, même chez un individu qui porte une anomalie génétique. L'avenir n'est pas écrit : un diagnostic génétique n'est pas un pronostic !

Le paradoxe darwinien

Au cœur de la relation entre génétique et schizophrénie se cache un autre mystère qui questionne les fondements de la biologie. La théorie de l'évolution, centrale pour la biologie, est née au XIXe siècle. Bien que le naturaliste anglais Alfred Russel Wallace l'ait imaginée simultanément, elle est restée associée à Charles Darwin, auteur du best-seller *L'Origine des espèces*. C'est l'époque du naturalisme et des explorations scientifiques qui mettent à jour la diversité des formes du vivant. Pour rendre compte de cette diversité, l'explication alors en vogue vient du naturaliste français Jean-Baptiste de Lamarck et de sa théorie de la transmission des caractères acquis : la girafe a un long cours parce qu'à force de vouloir atteindre les feuilles juteuses en haut des acacias, elle a étiré cet organe. Cette caractéristique s'inscrirait dans un hypothétique « plasma germinatif » qui passerait à la génération suivante. La théorie darwinienne de l'évolution par la sélection naturelle vient renverser la causalité : les espèces divergent par hasard et l'environnement agit secondairement pour sélectionner les individus les plus aptes à survivre et à se reproduire. Les lois de la génétique s'intègrent bientôt dans ce modèle, fournissant une théorie synthétique : la divergence entre espèces vient des variations aléatoires du génome. Le corollaire de cette théorie implique qu'une mutation défavorable tend à disparaître au fur et à mesure des générations. La génétique des populations est fondée sur ce principe et est largement utilisée pour l'analyse des variants génétiques : le degré de conservation d'un nucléotide entre les espèces est un argument pour penser que sa variation cause la maladie.

Cependant, si la schizophrénie est une maladie hautement génétique, comment expliquer qu'elle soit aussi fréquente ? Les études épidémiologiques ont démontré que les personnes souffrant de schizophrénie ont moins d'enfants et de petits-enfants[14] que la population générale. Ce n'est pas étonnant au vu de l'impact de cette maladie sur la vie quotidienne et sur les relations sociales. Pour les personnes concernées, il est plus difficile de trouver un partenaire et de fonder une famille. Il a été suggéré que le patrimoine génétique présenterait un avantage reproductif pour la fratrie mais cela n'a pas été confirmé : les frères des patients feraient même moins d'enfants que la population générale[15]. Cette baisse de la fécondité induit que le patrimoine génétique à risque est moins transmis à la descendance et devrait donc conduire à une disparition progressive de la schizophrénie. Or, ce n'est pas le cas puisque la proportion semble rester stable.

Plusieurs hypothèses génétiques ont été formulées. Selon la première, l'apparition de mutations *de novo* conduirait à recréer à chaque génération des cas de schizophrénie ; cependant la proportion de cas expliqués par ce type d'anomalies génétiques ne semble pas suffisante pour assurer la stabilité de la maladie à travers les âges. Autre piste : la sélection équilibrante qui consiste à maintenir des variants génétiques *a priori* défavorables car ils peuvent présenter un avantage dans d'autres circonstances. Il est vrai qu'avoir un risque génétique favorisant la prise de poids est défavorable dans les pays industrialisés où l'obésité est un fléau. En revanche, cette caractéristique peut s'avérer favorable en cas de famine et a pu conduire à maintenir ces variants au Moyen Âge. Un variant peut même s'avérer bénéfique selon qu'il est présent en un seul ou en deux exemplaires. Ainsi, une mutation du gène de l'hémoglobine confère une forme de faucille aux globules rouges. Les personnes portant les deux exemplaires mutés souffrent de drépanocytose, une maladie causant une anémie, des crises douloureuses et pouvant même entraîner des accidents vasculaires cérébraux à l'origine de difficultés neuropsychiatriques. En revanche, les porteurs d'un seul variant sont protégés contre le paludisme, ce qui a pu améliorer leur survie, et donc leur capacité à se reproduire, à une époque où les médicaments n'étaient pas disponibles. On voit cependant mal comment les gènes mis en évidence dans la schizophrénie pourraient favoriser la survie et la reproduction. Une autre suggestion repose sur la pléiotropie antagoniste. Comme un gène n'a pas qu'une seule fonction, on peut imaginer qu'il favorise la reproduction tout en engendrant des conséquences négatives en parallèle. Mais cela ne tient pas dans le cas de la schizophrénie puisque le taux de fécondité est bas chez les individus atteints. Une dernière hypothèse serait celle de la sélection du fond génétique. Il est possible que la sélection naturelle ait agi contre des variants encore plus sévères que ceux de la schizophrénie, conduisant à augmenter artificiellement leur proportion au sein de la population. Le paradoxe évolutif de la schizophrénie ne serait alors qu'apparent et principalement lié aux limites des mécanismes génétiques.

Sans apporter de réponses définitives à ce paradoxe, il a également été suggéré que la schizophrénie soit en fait une maladie apparue récemment au cours de l'évolution humaine et que la sélection naturelle n'ait pas pu agir. Le séquençage du génome de l'Homme de Néandertal n'a pas seulement permis de donner le prix Nobel de médecine et de physiologie 2022 au biologiste suédois Svante Pääbo. Il a été décisif pour comprendre que nos ancêtres *Homo sapiens* avaient partagé leur couche (et leur ADN) avec les Néandertaliens. Ce mécanisme, appelé « introgression », permet de remonter l'histoire de l'humanité. Les variants provenant de ce croisement ne sont pas associés à la schizophrénie. Il a donc été suggéré que la schizophrénie serait davantage liée à des particularités génétiques apparues récemment au cours de l'évolution. Cette hypothèse conduit à modifier notre raisonnement : plutôt que de se concentrer sur les nucléotides restés inchangés au cours de l'évolution, il conviendrait d'étudier les gènes qui diffèrent à travers l'histoire de l'Homme. Par exemple, les gènes *DUF1220* se sont multipliés, augmentant le volume cérébral[16], assurant de meilleures performances cognitives[17] mais aussi, revers de la médaille, une plus grande sévérité de certains symptômes psychiatriques[18]. Lors de l'évolution humaine, le cerveau humain n'a pu gagner en complexité qu'à travers une augmentation massive des gènes impliqués dans sa structure et son fonctionnement. Près de la moitié des gènes ont un effet sur notre psychisme et une sélection naturelle qui s'exercerait sur l'ensemble d'entre eux est impossible. En augmentant le nombre des gènes jouant sur le cerveau, le risque de maladies mentales s'est accru. La possibilité que notre pensée déraille serait donc le prix à payer du surdéveloppement de notre patrimoine génétique.

Mais, dans le même temps, le développement de notre cerveau a permis la mise en œuvre de nouveaux mécanismes cognitifs. Des sociétés de plus en plus élaborées se sont constituées. Contrairement à la doctrine du darwinisme social – que Darwin réfutait –, le ressort de nos sociétés ne repose pas sur l'élimination des plus « faibles ». Le sociologue anglais Herbert Spencer fait un contresens lorsqu'il postule que le propre d'une société est de se conformer aux lois de la nature et d'abandonner les moins aptes à un destin funeste, voire de pratiquer l'eugénisme. En réalité, la pensée de Darwin à ce sujet se déploie dans un second ouvrage intitulé *La Filiation de l'homme et la sélection liée au sexe* (1871). Il y explique que, si l'Homme est une espèce dominante et aussi abondante sur la surface du globe, c'est parce qu'il a réussi à constituer des sociétés capables de protéger les individus. L'Homme n'a pas de griffes pour se défendre contre les prédateurs. Il n'a pas de fourrure pour se protéger du froid. Mais il a son cerveau pour communiquer et s'entraider. La solidarité serait donc au cœur de notre civilisation. Protéger son prochain des affres de la maladie psychique serait un produit de l'évolution. Les capacités d'empathie sont inscrites profondément dans notre code génétique, nous conférant un humanisme qui nous pousse à soigner autrui, luttant ainsi contre les effets néfastes de certains variants génétiques. Variants qui, d'après la théorie de la sélection naturelle, ne s'avèrent négatifs que dans certaines dispositions environnementales. L'essor de la médecine et de la psychiatrie, le développement des médicaments et des accompagnements psychologiques, l'inclusion au sein de la Cité sont des paramètres majeurs dans la survie des patients. En créant des sociétés protectrices, l'Homme s'extrairait donc des mécanismes de la nature, se plaçant alors résolument du côté de la culture. La compréhension holistique des maladies psychiatriques nécessite des découvertes biologiques, mais justifie aussi les études sociologiques et culturelles.

ÉPILOGUE

La génétique ouvre une nouvelle page pour la psychiatrie. Sortant des laboratoires de recherche, les découvertes prennent peu à peu une place dans les soins. Malgré les questions éthiques et les freins inhérents à l'implémentation de pratiques innovantes, les tests génétiques sont d'ores et déjà accessibles pour les personnes souffrant de schizophrénie. Porteurs de belles promesses, il convient de les situer à leur juste place, sans générer de faux espoirs. Pour les patients et les familles confrontés à la souffrance, il n'y aurait rien de pire qu'un miroir aux alouettes. En psychiatrie, les tentatives de transformation sont nombreuses mais peu présagent d'une telle révolution. La recette du succès repose sur la sélection des bonnes hypothèses, sur la fiabilité méthodologique, sur la résolution des difficultés éthiques et sur la capacité à faire évoluer les paradigmes. Et, ultimement, par la démonstration de l'impact réel sur les soins. Les avancées concrètes en matière de diagnostic, d'adaptation thérapeutique et de développement de nouvelles prises en charge sont en cours. Sans oublier les perspectives en termes de conseil génétique pour la famille ou de prise en charge non pharmacologique, qu'il s'agisse de l'éducation thérapeutique du patient et de sa famille ou de la nécessaire lutte contre le sentiment de culpabilité. L'alliance d'une spécialité récente, ancrée dans la matière même du corps, et de celle traitant du domaine éthéré de l'esprit, pourrait sembler improbable. Et pourtant, les avancées spectaculaires de ces dernières décennies en génétique humaine viennent bouleverser notre compréhension de la schizophrénie, qu'il n'est plus possible de considérer comme un trouble aux seuls soubassements psychologiques. Ses causes sont résolument organiques. Cette nouvelle conception ouvre un espace fabuleux à la déstigmatisation, faisant de ce trouble incompris une maladie comme les autres.

Les psychiatres ne doivent pas rester à l'écart mais s'emparer de ces opportunités. En tant que spécialistes des troubles mentaux, ils sont en première ligne pour estimer l'intérêt de ces approches pour leurs patients et les adapter aux spécificités de leur discipline. On pourrait craindre un déploiement lent, retardant l'accès médical à l'innovation scientifique, voire un essoufflement après plusieurs décennies de progrès. Mais la génétique poursuit son chemin, mettant à jour une floraison d'idées inédites, créant des défis nouveaux et fabuleux pour la biologie, l'informatique et la médecine. À travers la multitude des variants et la diversité des méthodes, les pratiques se réinventent chaque jour, ouvrant progressivement la voie à une médecine de précision, voire à une approche personnalisée en psychiatrie. Ces deux expressions, souvent utilisées de manière interchangeable, renvoient à des concepts légèrement différents. La médecine de précision a pour objectif de proposer un traitement adapté aux caractéristiques générales du patient. Cela peut être le sous-type de schizophrénie ou l'ancienneté des symptômes. La médecine personnalisée descend au niveau individuel en intégrant des éléments propres à chaque patient. En définitive, si la médecine de précision propose des vêtements de différentes tailles en fonction de la corpulence, la médecine personnalisée s'apparente à du sur-mesure et propose un costume taillé aux dimensions du porteur. La génétique épouse totalement ce changement de paradigme, crucial pour l'avenir de la psychiatrie, en ouvrant la porte à la sélection du traitement médicamenteux approprié, à la prévention des effets secondaires, à l'ajustement des doses. Les premiers bénéfices sont déjà palpables. À terme, les multiples entités qui composent la schizophrénie seront démembrées et traitées différemment.

Les avancées de la génétique ne tarissent pas et la psychiatrie s'enrichit de cette course en avant. À l'inverse, la psychiatrie pose des questions nouvelles et incite la génétique à se repenser continuellement, la plongeant dans un tourbillon de découvertes, aux confins de notre génome et de notre humanité. Le dialogue fructueux entre psychiatrie et génétique nous fait entrer dans une ère nouvelle qui invite, au-delà de la simple exégèse d'un livre quasi sacré, à embrasser la complexité et le dynamisme de la biologie cérébrale. Le cerveau, organe le plus complexe du corps humain, appelle à mieux comprendre les mouvements de notre génome, la régulation des gènes et l'épigénétique, véritable musique corporelle. Cette musique commence avec la partition qui n'est autre qu'une succession immuable de notes. Même lorsque cette partition ne change pas, le concert sera toujours unique. Assistant à plusieurs représentations, nous n'entendrons jamais exactement la même mélodie. Le rôle fondamental de l'interprétation modifie l'expérience sensible. La traduction d'une partition en sonorité n'est, à chaque fois, ni tout à fait la même, ni tout à fait une autre. Peut-être le musicien donnera-t-il davantage de rythme dans son coup d'archet. Peut-être la clarinette sera-t-elle plus scandée qu'à l'accoutumée. Comme le souligne le philosophe des arts français Pierre-Henry Frangne dans *La Nouvelle Revue d'esthétique*, « l'œuvre musicale fait de l'interprétation, non pas un moment qui se surajouterait à son existence, mais la trame même de cette existence[1] ». Ce qui fait la beauté d'un concert n'est pas l'exécution rigide et inlassablement identique d'une composition, mais « l'interprétation vivante d'un morceau de musique ». Cela procure un caractère « instable et volatil », selon les mots du compositeur français Pierre Boulez.

Cette instabilité est la caractéristique même de la pathologie humaine. Le concept d'homéostasie, imaginé par Claude Bernard, renvoie à un équilibre intérieur où des systèmes de régulation ramènent constamment les écarts vers une moyenne : le taux de sucre dans le sang, la température corporelle, le rythme cardiaque oscillent autour de valeurs normées. Mais, comme l'a précisé le philosophe médecin français Georges Canguilhem, la pathologie n'est pas tellement un écart à la norme que la survenue d'un nouvel état équilibré, dans la maladie. Les variations génétiques conduisent à des équilibres précaires dans le fonctionnement neuronal. L'adolescence, période de grand remaniement cérébral du fait du remodelage des synapses, de la maturation du cerveau, est une période de vulnérabilité pour certains facteurs environnementaux. Lorsqu'un environnement hostile rencontre un certain génome, des déséquilibres surviennent, qui font basculer l'individu dans une autre stabilité, irréversible et chronique. Équilibre et déséquilibre rythment la médecine. Tributaire de la partition, soumise aux aléas de l'interprétation, la schizophrénie ne serait-elle finalement qu'une fausse note, brisant l'harmonie de la vie psychique ?

NOTES BIBLIOGRAPHIQUES

1 LA SCHIZOPHRÉNIE, C'EST DANS LA TÊTE

1 HOR K. et TAYLOR M., « Suicide and schizophrenia: a systematic review of rates and risk factors », *Journal of Psychopharmacology*, vol. 24, n° 4 suppl., 2010, p. 81-90.

2 TIIHONEN J. *et al.*, « 11-year follow-up of mortality in patients with schizophrenia: a population-based cohort study (FIN11 study) », *Lancet*, vol. 374, n° 9690, 2009, p. 620-627.

3 MARWAHA S. et JOHNSON S., « Schizophrenia and employment — a review », *Social Psychiatry and Psychiatric Epidemiology*, vol. 39, n° 5, 2004, p. 337-349.

4 FOLSOM D. P. *et al.*, « Prevalence and risk factors for homelessness and utilization of mental health services among 10,340 patients with serious mental illness in a large public mental health system », *American Journal of Psychiatry*, vol. 162, n° 2, 2005, p. 370-376.

5 CIYOW Y., « En Côte d'Ivoire, un psychiatre en mission dans les "camps de prière" », site internet *Le Monde*, 19 octobre 2022.

6 LAHARIE M., « Comprendre et soigner la maladie mentale au Moyen Âge (XIe-XIIIe siècle) », *Histoire des sciences médicales*, vol. 2, 1993, p. 137-142.

7 BLEULER E., *Dementia praecox ou groupe des schizophrénies*, Leipzig und Wien, 1911.

8 DALÉRY J., D'AMATO T. et SAOUD M., *Pathologies schizophréniques*, Cachan, Lavoisier, 2012.

9 Ey H., Bernard P. et Brisset C., *Manuel de psychiatrie*, Paris, Elsevier Masson, 2011.

10 Coudurier J.-F., « À propos du *DSM* », *Essaim*, vol. 15, nº 2, 2005, p. 21-33.

11 Richieri R., Boyer L. et Lançon C., « Fiabilité des références diagnostiques du Recueil d'Informations Médicalisées en Psychiatrie », *Santé publique*, vol. 23, hors-série, 2011, p. 31-38.

12 McCutcheon R. A., Krystal J. H. et Howes O. D., « Dopamine and glutamate in schizophrenia: biology, symptoms and treatment », *World Psychiatry*, vol. 19, nº 1, 2020, p. 15-33.

2 LA GÉNÉTIQUE AU CŒUR DU CERVEAU

1 Wang K., Gaitsch H., Poon H., Cox N. J. et Rzhetsky A., « Classification of common human diseases derived from shared genetic and environmental determinants », *Nature Genetics*, vol. 49, nº 9, 2017, p. 1319-1325.

2 Gottesman I. I., *Schizophrenia Genesis: The Origins of Madness*, New York, W. H. Freeman, 1990.

3 Kendler K. S. et Gruenberg A. M., « An Independent Analysis of the Danish Adoption Study of Schizophrenia: VI. The Relationship Between Psychiatric Disorders as Defined by DSM-III in the Relatives and Adoptees », *Archives Of General Psychiatry*, vol. 41, nº 6, 1984, p. 555-564.

4 Sullivan P. F., Kendler K. S. et Neale M. C., « Schizophrenia as a Complex Trait: Evidence From a Meta-analysis of Twin Studies », *Archives Of General Psychiatry*, vol. 60, nº 12, 2003, p. 1187-1192.

5 Geschwind D. H. et Flint J., « Genetics and genomics of psychiatric disease », *Science*, vol. 349, nº 6255, 2015, p. 1489-1494.

6 Sandin S. *et al.*, « The Heritability of Autism Spectrum Disorder », *Journal of the American Medical Association*, vol. 318, nº 12, 2017, p. 1182-1184.

7 Radua J. *et al.*, « What causes psychosis? An umbrella review of risk and protective factors », *World Psychiatry*, vol. 17, nº 1, 2018, p. 49-66.

8 Varese F. *et al.*, « Childhood Adversities Increase the Risk of Psychosis: A Meta-analysis of Patient-Control, Prospective- and Cross-sectional Cohort Studies », *Schizophrenia Bulletin*, vol. 38, n° 4, 2012, p. 661-671.

9 Van Os J., Kenis G. et Rutten B. P. F., « The environment and schizophrenia », *Nature*, vol. 468, n° 7321, 2010, p. 203-212.

10 Dragioti E. *et al.*, « Global population attributable fraction of potentially modifiable risk factors for mental disorders: a meta-umbrella systematic review », *Molecular Psychiatry*, vol. 27, n° 8, 2022, p. 3510-3519.

11 Myran D. T. *et al.*, « Association between non-medical cannabis legalization and emergency department visits for cannabis-induced psychosis », *Molecular Psychiatry*, 2023, p. 1-10.

12 Robinson T. *et al.*, « Risk-thresholds for the association between frequency of cannabis use and the development of psychosis: a systematic review and meta-analysis », *Psychological Medicine*, vol. 53, n° 9, 2023, p. 3858-3868.

13 Johnson E. C. *et al.*, « Associations Between Cannabis Use, Polygenic Liability for Schizophrenia, and Cannabis-related Experiences in a Sample of Cannabis Users », *Schizophrenia Bulletin*, vol. 49, n° 3, 2023, p. 778-787.

14 Cheng W. *et al.*, « The relationship between cannabis use, schizophrenia, and bipolar disorder: a genetically informed study », *The Lancet Psychiatry*, vol. 10, n° 6, 2023, p. 441-451.

15 Van Os J., Hanssen M., Bak M., Bijl R. V. et Vollebergh W., « Do Urbanicity and Familial Liability Coparticipate in Causing Psychosis? », *American Journal of Psychiatry*, vol. 160, n° 3, 2003, p. 477-482.

3 LES LIAISONS INTIMES DE L'ADN ET DE LA SCHIZOPHRÉNIE

1 King M. C. et Wilson A. C., « Evolution at two levels in humans and chimpanzees », *Science*, vol. 188, n° 4184, 1975, p. 107-116.

2 Mallet J., Le Strat Y., Dubertret C. et Gorwood P., « Polygenic Risk Scores Shed Light on the Relationship between

Schizophrenia and Cognitive Functioning: Review and Meta-Analysis », *Journal of Clinical Medicine*, vol. 9, n° 2, 2020, p. 341 ; Stauffer E.-M. *et al.*, « Grey and white matter microstructure is associated with polygenic risk for schizophrenia », *Molecular Psychiatry*, vol. 26, n° 12, 2021, p. 7709-7718.

3 Girard S. L. *et al.*, « Increased exonic de novo mutation rate in individuals with schizophrenia », *Nature Genetics*, vol. 43, n° 9, 2011, p. 860-863 ; Xu B. *et al.*, « Exome sequencing supports a de novo mutational paradigm for schizophrenia », *Nature Genetics*, vol. 43, n° 9, 2011, p. 864-868.

4 Phrase tirée de « La java des bombes atomiques », chanson écrite par Boris Vian en 1955.

5 Fromer M. *et al.*, « De novo mutations in schizophrenia implicate synaptic networks », *Nature*, vol. 506, n° 7487, 2014, p. 179-184.

6 Steinberg S. *et al.*, « Truncating mutations in RBM12 are associated with psychosis », *Nature Genetics*, vol. 49, n° 8, 2017, p. 1251-1254.

7 Homann O. R. *et al.*, « Whole-genome sequencing in multiplex families with psychoses reveals mutations in the SHANK2 and SMARCA1 genes segregating with illness », *Molecular Psychiatry*, vol. 21, n° 12, 2016, p. 1690-1695.

8 Johnson E. C. *et al.*, « No Reliable Association between Runs of Homozygosity and Schizophrenia in a Well-Powered Replication Study », *PLoS Genetics*, vol. 12, n° 10, 2016, e1006343.

9 Fernandez A. *et al.*, « Childhood-Onset Schizophrenia: A Systematic Overview of Its Genetic Heterogeneity From Classical Studies to the Genomic Era », *Frontiers in Genetics*, vol. 10, 2019, p. 1137.

10 Chaumette B. *et al.*, « Missense variants in ATP1A3 and FXYD gene family are associated with childhood-onset schizophrenia », *Molecular Psychiatry*, vol. 25, n° 4, 2020, p. 821-830.

11 Singh T. *et al.*, « The contribution of rare variants to risk of schizophrenia in individuals with and without intellectual disability », *Nature Genetics*, vol. 49, n° 8, 2017, p. 1167-1173.

12 Singh T. *et al.*, « Rare coding variants in ten genes confer substantial risk for schizophrenia », *Nature*, vol. 604, n° 7906, 2022, p. 509-516.

13 COLLINS R. L. *et al.*, « A cross-disorder dosage sensitivity map of the human genome », *Cell*, vol. 185, n° 16, 2022, p. 3041-3055. e25.

14 JACQUEMONT S. *et al.*, « Mirror extreme BMI phenotypes associated with gene dosage at the chromosome 16p11.2 locus », *Nature*, vol. 478, n° 7367, 2011, p. 97-102.

15 SØNDERBY I. E. *et al.*, « Dose response of the 16p11.2 distal copy number variant on intracranial volume and basal ganglia », *Molecular Psychiatry*, vol. 25, n° 3, 2020, p. 584-602.

16 MARSHALL C. R. *et al.*, « Contribution of copy number variants to schizophrenia from a genome-wide study of 41,321 subjects », *Nature Genetics*, vol. 49, n° 1, 2017, p. 27-35.

4 AUJOURD'HUI PLUS QU'HIER ET BIEN MOINS QUE DEMAIN

1 JACOBS P. A. *et al.*, « Studies on a family with three cytogenetic markers », *Annals of Human Genetics*, vol. 33, n° 4, 1970, p. 325-336.

2 PENROSE L. S., ELLIS J. R. et DELHANTY J. D., « Chromosomal translocations in mongolism and in normal relatives », *The Lancet*, vol. 2, n° 7147, 1960, p. 409-410.

3 JACOBS P. A. *et al.*, « Studies on a family with three cytogenetic markers », art. cité.

4 HALLAST P. *et al.*, « Assembly of 43 human Y chromosomes reveals extensive complexity and variation », *Nature*, vol. 621, n° 7978, 2023, p. 355-364.

5 GUSELLA J. F. *et al.*, « A polymorphic DNA marker genetically linked to Huntington's disease », *Nature*, vol. 306, n° 5940, 1983, p. 234-238.

6 CLAUSSNITZER M. *et al.*, « A brief history of human disease genetics », *Nature*, vol. 577, n° 7789, 2020, p. 179-189.

7 MILLAR J. K. *et al.*, « Disruption of two novel genes by a translocation co-segregating with schizophrenia », *Human Molecular Genetics*, vol. 9, n° 9, 2000, p. 1415-1423.

8 Miyoshi K. *et al.*, « Disrupted-In-Schizophrenia 1, a candidate gene for schizophrenia, participates in neurite outgrowth », *Molecular Psychiatry*, vol. 8, n° 7, 2003, p. 685-694.

9 Soares D. C., Carlyle B. C., Bradshaw N. J. et Porteous D. J., « DISC1: Structure, Function, and Therapeutic Potential for Major Mental Illness », *ACS Chemical Neuroscience*, vol. 2, n° 11, 2011, p. 609-632.

10 Ottis P. *et al.*, « Convergence of two independent mental disease genes on the protein level: recruitment of dysbindin to cell-invasive disrupted-in-schizophrenia 1 aggresomes », *Biological Psychiatry*, vol. 70, n° 7, 2011, p. 604-610.

11 Zhou X., Chen Q., Schaukowitch K., Kelsoe J. R. et Geyer M. A., « Insoluble DISC1-Boymaw Fusion Proteins Generated by DISC1 Translocation », *Molecular Psychiatry*, vol. 15, n° 7, 2010, p. 669-672.

12 Eykelenboom J. E. *et al.*, « A t(1;11) translocation linked to schizophrenia and affective disorders gives rise to aberrant chimeric DISC1 transcripts that encode structurally altered, deleterious mitochondrial proteins », *Human Molecular Genetics*, vol. 21, n° 15, 2012, p. 3374-3386.

13 Ryan N. M. *et al.*, « DNA sequence-level analyses reveal potential phenotypic modifiers in a large family with psychiatric disorders », *Molecular Psychiatry*, vol. 23, n° 12, 2018, p. 2254-2265.

14 Shifman S. *et al.*, « A Highly Significant Association between a COMT Haplotype and Schizophrenia », *American Journal of Human Genetics*, vol. 71, n° 6, 2002, p. 1296-1302.

15 SZGene : http://www.szgene.org/meta.asp?geneID=420

16 Border R. *et al.*, « No Support for Historical Candidate Gene or Candidate Gene-by-Interaction Hypotheses for Major Depression Across Multiple Large Samples », *American Journal of Psychiatry*, vol. 176, n° 5, 2019, p. 376-387.

17 Ochoa D. *et al.*, « Human genetics evidence supports two-thirds of the 2021 FDA-approved drugs », *Nature Reviews Drug Discovery*, vol. 21, n° 8, 2022, p. 551.

18 Nelson M. R. *et al.*, « The support of human genetic evidence for approved drug indications », *Nature Genetics*, vol. 47, n° 8, 2015, p. 856-860.

19 Pascual-Alonso A., Martínez-Monseny A. F., Xiol C. et Armstrong J., « MECP2-Related Disorders in Males », *International Journal of Molecular Sciences*, vol. 22, nº 17, 2021, p. 9610.

20 Fernandez A. *et al.*, « Childhood-Onset Schizophrenia: A Systematic Overview of Its Genetic Heterogeneity From Classical Studies to the Genomic Era », *Frontiers in Genetics*, vol. 10, 2019, p. 1137.

21 « Human Genome Project » : https://www.genome.gov/about-genomics/educational-resources/fact-sheets/human-genome-project

22 Richards S. *et al.*, « Standards and Guidelines for the Interpretation of Sequence Variants: A Joint Consensus Recommendation of the American College of Medical Genetics and Genomics and the Association for Molecular Pathology », *Genetics in Medicine*, vol. 17, nº 5, 2015, p. 405-424.

5 LES TESTS GÉNÉTIQUES EN PRATIQUE

1 ISPG – International Society of Psychiatric Genetics, « Genetic Testing Statement » : https://ispg.net/genetic-testing-statement

2 Perkins D. O. *et al.*, « Polygenic Risk Score Contribution to Psychosis Prediction in a Target Population of Persons at Clinical High Risk », *American Journal of Psychiatry*, vol. 177, nº 2, 2020, p. 155-163.

3 He Q. *et al.*, « No individual prediction of clinical outcome of ultra-high-risk individuals by the polygenic risk scores », *European Journal of Human Genetics*, vol. 27, 2019, p. 1456-1457.

4 Janssens A. C. J. W. *et al.*, « Predictive testing for complex diseases using multiple genes: Fact or fiction? », *Genetics in Medicine*, vol. 8, nº 7, 2006, p. 395-400.

5 Trubetskoy V. *et al.*, « Mapping genomic loci implicates genes and synaptic biology in schizophrenia », *Nature*, vol. 604, nº 7906, 2022, p. 502-508.

6 Bassett A. S., « Clinical genetics of schizophrenia and related neuropsychiatric disorders », *Psychiatry Research*, vol. 319, 2023, 114992.

7 Schneider M. *et al.*, « Psychiatric disorders from childhood to adulthood in 22q11.2 deletion syndrome: results from the International Consortium on Brain and Behavior in 22q11.2 Deletion Syndrome », *American Journal of Psychiatry*, vol. 171, n° 6, 2014, p. 627-639.

8 Marshall C. R. *et al.*, « Contribution of copy number variants to schizophrenia from a genome-wide study of 41,321 subjects », *Nature Genetics*, vol. 49, n° 1, 2017, p. 27-35.

9 Alkelai A. *et al.*, « The benefit of diagnostic whole genome sequencing in schizophrenia and other psychotic disorders », *Molecular Psychiatry*, vol. 27, n° 3, 2022, p. 1435-1447.

10 Foley C. *et al.*, « Identifying schizophrenia patients who carry pathogenic genetic copy number variants using standard clinical assessment: retrospective cohort study », *British Journal of Psychiatry*, vol. 216, n° 5, 2020, p. 275-279.

11 Brownstein C. A. *et al.*, « Similar Rates of Deleterious Copy Number Variants in Early-Onset Psychosis and Autism Spectrum Disorder », *American Journal of Psychiatry*, vol. 179, n° 11, 2022, p. 853-861.

12 Alkelai A. *et al.*, « Genetic insights into childhood-onset schizophrenia: The yield of clinical exome sequencing », *Schizophrenia Research*, vol. 252, 2023, p. 138-145.

13 Farrell M. *et al.*, « Increased Prevalence of Rare Copy Number Variants in Treatment-Resistant Psychosis », *Schizophrenia Bulletin*, vol. 49, n° 4, 2023, p. 881-892.

14 Zoghbi A. W. *et al.*, « High-impact rare genetic variants in severe schizophrenia », *Proceedings of the National Academy of Sciences of the United States of America*, vol. 118, n° 51, 2021, e2112560118.

15 Sansen M., « Explorations génétiques en psychiatrie : pratiques cliniques actuelles et recommandations », thèse de doctorat de médecine, université Paris XI, 2020.

16 https://pfmg2025.aviesan.fr/

17 Gorzynski J. E. *et al.*, « Ultrarapid Nanopore Genome Sequencing in a Critical Care Setting », *The New England Journal of Medicine*, vol. 386, n° 7, 2022, p. 700-702.

18 Bousman C. A. *et al.*, « Review and Consensus on Pharmacogenomic Testing in Psychiatry », *Pharmacopsychiatry*, vol. 54, n° 1, 2021, p. 5-17.

19 Li X. H. *et al.*, « The prevalence of agranulocytosis and related death in clozapine-treated patients: a comprehensive meta-analysis of observational studies », *Psychological Medicine*, vol. 50, n° 4, 2020, p. 583-594.

20 Islam F. *et al.*, « Pharmacogenomics of Clozapine-induced agranulocytosis: a systematic review and meta-analysis », *The Pharmacogenomics Journal*, vol. 22, n° 4, 2022, p. 230-240.

6 LES NOUVEAUX HORIZONS DE LA PSYCHIATRIE

1 Bourgeron T., *Des gènes, des synapses, des autismes*, Paris, Odile Jacob, 2023.

2 Moyal M. *et al.*, « Efficacity of tDCS in catatonic patients with Phelan McDermid syndrome, a case series », *Brain Stimulation*, vol. 15, n° 6, 2022, p. 1432-1434.

3 Gringe, *Ensemble, on aboie en silence*, Paris, HarperCollins, 2021.

4 Palacios-Espinosa X. et Zani B., « La stigmatisation de la maladie physique : le cas du cancer », *Psycho-Oncologie*, vol. 6, n° 4, 2012, p. 189-200.

5 Chapple A., Ziebland S. et McPherson A., « Stigma, shame, and blame experienced by patients with lung cancer: qualitative study », *British Medical Journal*, vol. 328, n° 7454, 2004, p. 1470.

6 Gottschall J., *The Storytelling Animal: How Stories Make Us Human*, Boston, Mariner Books, 2013.

7 Giordana J.-Y., *La Stigmatisation en psychiatrie et en santé mentale*, Amsterdam, Elsevier Masson, 2011.

8 Weiner B., « On sin versus sickness. A theory of perceived responsibility and social motivation », *American Psychologist*, vol. 48, n° 9, 1993, p. 957-965.

9 Lebowitz M. S. et Appelbaum P. S., « Biomedical Explanations of Psychopathology and Their Implications for Attitudes and Beliefs About Mental Disorders », *Annual Review of Clinical Psychology*, vol. 15, 2019, p. 555-577.

10 Armando M. *et al.*, « Favorable effects of omega-3 polyunsaturated fatty acids in attentional control and conversion rate to psychosis in 22q11.2 deletion syndrome », *Neuropharmacology*, vol. 168, 2020, p. 107995.

11 Iftimovici A., Krebs M.-O. et Chaumette B., « Clinical management of psychosis in 22q11.2 deletion syndrome », *Journal of Psychiatry & Neuroscience*, vol. 47, n° 6, 2022, p. E391-E392.

12 Consoli A. *et al.*, « Effect of topiramate on eating behaviours in Prader-Willi syndrome: TOPRADER double-blind randomised placebo-controlled study », *Translational Psychiatry*, vol. 9, n° 1, 2019, p. 274.

13 Louveau C. *et al.*, « Prader-Willi syndrome: Symptoms and topiramate response in light of genetics », *Frontiers in Neuroscience*, vol. 17, 2023, p. 1126970.

14 AFM Téléthon, « Thérapie génique » : https://www.afm-telethon.fr/fr/termes/therapie-genique

15 Gorincour G., « La naissance du diagnostic prénatal », *Spirale*, vol. 66, n° 2, 2013, p. 143-154.

16 Steffann J., Feyereisen E., Kerbrat V., Romana S. et Frydman N., « Diagnostic prénatal et diagnostic pré-implantatoire : arbre décisionnel, nouvelles pratiques ? », *M/S: médecine/sciences*, vol. 21, n° 11, 2005, p. 987-992.

7 EST-CE BIEN ÉTHIQUE ?

1 Pujol P., *Voulez-vous savoir? Ce que nos gènes disent de notre santé*, Paris, humenSciences, 2019.

2 Kroll-Zaidi R., « Your DNA Test Could Send a Relative to Jail », *The New York Times Magazine*, 27 décembre 2021.

3 Kaufman D., Murphy J., Scott J. et Hudson K., « Subjects matter: a survey of public opinions about a large genetic cohort study », *Genetics in Medicine*, vol. 10, n° 11, 2008, p. 831-839.

4 Sayeed S. *et al.*, « Return of individual research results: What do participants prefer and expect? », *PloS One*, vol. 16, n° 7, 2021, e0254153.

5 Mattéi J.-F., « L'homme, la génétique et le diagnostic prénatal », *Laennec*, vol. 63, n° 1, 2015, p. 9-21.

6 Almond B., « Genetic profiling of newborns: ethical and social issues », *Nature Reviews Genetics*, vol. 7, n° 1, 2006, p. 67-71.

8 LES FREINS À LA PSYCHIATRIE GÉNÉTIQUE

1 Sansen M., « Explorations génétiques en psychiatrie : pratiques cliniques actuelles et recommandations », thèse de doctorat de médecine, université Paris XI, 2020.

2 Wang K., Gaitsch H., Poon H., Cox N. J. et Rzhetsky A., « Classification of common human diseases derived from shared genetic and environmental determinants », *Nature Genetics*, vol. 49, n° 9, 2017, p. 1319-1325.

3 Elachi W. *et al.*, « Analyse chromosomique sur puce à ADN (ACPA) en contexte postnatal », rapport d'évaluation *Évaluer les technologies de santé*, Haute Autorité de santé, 2023.

4 Koido K. *et al.*, « Lack of guidelines and translational knowledge is hindering the implementation of psychiatric genetic counseling and testing within Europe — A multi-professional survey study », *European Journal of Medical Genetics*, vol. 66, n° 8, 2023, p. 104805.

5 ISPG — International Society of Psychiatric Genetics, « Genetic Testing Statement » : https://ispg.net/genetic-testing-statement

6 Palmer D. S. *et al.*, « Exome sequencing in bipolar disorder identifies AKAP11 as a risk gene shared with schizophrenia », *Nature Genetics*, vol. 54, n° 5, 2022, p. 541-547.

9 LA RECHERCHE D'AUJOURD'HUI EST LA MÉDECINE DE DEMAIN

1 Gorzynski J. E. *et al.*, « Ultrarapid Nanopore Genome Sequencing in a Critical Care Setting », *The New England Journal of Medicine*, vol. 386, n° 7, 2022, p. 700-702.

2 Huo Y., Li S., Liu J., Li X. et Luo X.-J., « Functional genomics reveal gene regulatory mechanisms underlying schizophrenia risk », *Nature Communications*, vol. 10, 2019, p. 670.

3 Linthorst J. *et al.*, « Extreme enrichment of VNTR-associated polymorphicity in human subtelomeres: genes with most VNTRs are predominantly expressed in the brain », *Translational Psychiatry*, vol. 10, n° 1, 2020, p. 369.

4 Mojarad B. A. *et al.*, « Genome-wide tandem repeat expansions contribute to schizophrenia risk », *Molecular Psychiatry*, vol. 27, n° 9, 2022, p. 3692-3698.

5 Kim M.-H. *et al.*, « Low-Level Brain Somatic Mutations Are Implicated in Schizophrenia », *Biological Psychiatry*, vol. 90, n° 1, 2021, p. 35-46.

6 Zuo Y. *et al.*, « Chronic adolescent exposure to cannabis in mice leads to sex-biased changes in gene expression networks across brain regions », *Neuropsychopharmacology*, vol. 47, n° 12, 2022, p. 2071-2080.

7 Prouteau M. et Colot V., « Contrôles épigénétiques, développement et variation génétique naturelle chez les plantes », *M/S: médecine/sciences*, vol. 21, n° 4, 2005, p. 422-427.

8 Alameda L. *et al.*, « Exploring the mediation of DNA methylation across the epigenome between childhood adversity and First Episode of Psychosis-findings from the EU-GEI study », *Molecular Psychiatry*, vol. 28, n° 5, 2023, p. 2095-2106.

9 Kebir O. *et al.*, « Methylomic changes during conversion to psychosis », *Molecular Psychiatry*, vol. 22, n° 4, 2017, p. 512-518; Iftimovici A. *et al.*, « Longitudinal MicroRNA Signature of Conversion to Psychosis », *Schizophrenia Bulletin*, 2023, sbad080.

10 Joubert B. R. *et al.*, « DNA Methylation in Newborns and Maternal Smoking in Pregnancy: Genome-wide Consortium Meta-analysis », *American Journal of Human Genetics*, vol. 98, n° 4, 2016, p. 680-696.

11 Aref-Eshghi E. *et al.*, « Diagnostic Utility of Genome-wide DNA Methylation Testing in Genetically Unsolved Individuals with Suspected Hereditary Conditions », *American Journal of Human Genetics*, vol. 104, n° 4, 2019, p. 685-700.

12 Aref-Eshghi E. *et al.*, « Evaluation of DNA Methylation Episignatures for Diagnosis and Phenotype Correlations in 42 Mendelian Neurodevelopmental Disorders », *American Journal of Human Genetics*, vol. 106, n° 3, 2020, p. 356-370.

13 Coursimault J. *et al.*, « Contribution of DNA methylation profiling to the reclassification of a variant of uncertain significance in the KDM5C gene », *European Journal of Medical Genetics*, vol. 65, n° 9, 2022, p. 104556.

14 MacCabe J. H., Koupil I. et Leon D. A., « Lifetime reproductive output over two generations in patients with psychosis and their unaffected siblings: the Uppsala 1915-1929 Birth Cohort Multigenerational Study », *Psychological Medicine*, vol. 39, n° 10, 2009, p. 1667-1676.

15 Power R. A. *et al.*, « Fecundity of patients with schizophrenia, autism, bipolar disorder, depression, anorexia nervosa, or substance abuse vs their unaffected siblings », *JAMA Psychiatry*, vol. 70, n° 1, 2013, p. 22-30.

16 Dumas L. J. *et al.*, « DUF1220-domain copy number implicated in human brain-size pathology and evolution », *American Journal of Human Genetics*, vol. 91, n° 3, 2012, p. 444-454.

17 Davis J. M. *et al.*, « DUF1220 copy number is linearly associated with increased cognitive function as measured by total IQ and mathematical aptitude scores », *Human Genetics*, vol. 134, n° 1, 2015, p. 67-75.

18 Searles Quick V. B., Davis J. M., Olincy A. et Sikela J. M., « DUF1220 copy number is associated with schizophrenia risk and severity: implications for understanding autism and schizophrenia as related diseases », *Translational Psychiatry*, vol. 5, n° 12, 2015, p. e697.

ÉPILOGUE

1 Frangne P.-H., « La musique ou le passage des interprétations », *Nouvelle Revue d'esthétique*, vol. 3, n° 1, 2009, p. 37-42.

REMERCIEMENTS

Merci à Morgane Valentin, Jean-Baptiste Vuillerod et Marion Laurent pour leur relecture et leurs suggestions.

Merci à Antoine Lefrere, pour avoir permis les connexions nécessaires à l'écriture de cet ouvrage.

Merci à tous les collègues du centre de référence pour les maladies rares à expression psychiatrique du GHU Paris psychiatrie et neurosciences, qui font vivre au quotidien tout ce que ce livre décrit. Merci aussi à tous nos collaborateurs qui nous honorent de leur confiance et en particulier au Dr Marlène Rio.

Merci à tous les collègues de l'Institut de psychiatrie et neurosciences de Paris (INSERM U1266) pour l'émulation intellectuelle. Et en particulier à Mélisande Sansen pour le questionnaire analysé durant sa thèse de médecine, à Rachele Rubiu pour les discussions sur les expansions nucléotidiques et à Veronica Sandroni pour le passage sur l'évolution humaine.

Merci à tous ceux qui ont bien voulu me prêter, ici ou là, une idée ou un commentaire. La science est belle quand elle avance collectivement.

Merci aux patients, aux familles et à leurs associations, qui nous permettent de mesurer le chemin parcouru mais aussi celui qui reste à parcourir.

Création graphique et mise en page : Soft Office

PEFC
10-31-3532

Certifié PEFC

Ce produit est issu de forêts gérées durablement et de sources contrôlées

www.pefc-france.org

Imprimé en France sur papiers
issus de forêts gérées durablement

Sepec Numérique

1, rue de Prony - ZA des Bruyères
01960 Peronnas

IMPRIM'VERT®

Achevé d'imprimer en décembre 2023
Numéro d'impression : N17932231246